Dr. med. Harald Krauss

Willkommen in der Welt für seelische Gesundheit

Dr. med. Harald Krauß

Willkommen in der Welt für seelische Gesundheit

Warum die Seele leidet – und was sie stark macht

ARISTON

Bibliografische Information der Deutschen Bibliothek

Die Deutsche Bibliothek verzeichnet diese Publikation in der Deutschen Nationalbibliografie; detaillierte bibliografische Daten sind im Internet unter www.dnb.de abrufbar.

FSC www.fsc.org
MIX
Papier aus verantwortungsvollen Quellen
FSC® C083411

Penguin Random House Verlagsgruppe FSC® N001967

Unter Mitarbeit von: Gabriele Borgmann, www.gabrieleborgmann.com
Redaktion: Evelyn Boos-Körner
Umschlaggestaltung und Motiv: Hauptmann & Kompanie Werbeagentur, Zürich
Illustration auf Seite 73: Josefine Britz, Hamburg
Satz: Satzwerk Huber, Germering
Druck und Bindung: CPI books GmbH, Leck
Printed in Germany

ISBN: 978-3-424-20249-6

Inhalt

*Dieses Buch sei all jenen gewidmet, die sich auf die Suche begeben,
ein gesundes, aktives und selbstbestimmtes Leben zu führen.
Seien Sie auf ihrem Weg wohlbehütet.*

Grußnote

von Milka Loff Fernandes

Gut, reden wir über Seelenschmerz. Ich kenne mich aus mit diesen Knoten in der Stimmung, die derart hart und unnachgiebig werden können, dass die Luft zum Atmen wegbleibt. In der Kindheit, ich war zwölf Jahre, spürte ich sie das erste Mal. Stopp, anders! Ich spürte gar nichts. Nebel um mich herum, wenn Freundinnen lachten. Anfangs dachte ich, ich sei eben anders im Temperament, später habe ich es als normal empfunden. Wenn man lange genug auf der Toilette sitzt, merkt man auch nicht mehr, dass es stinkt. So etwa arrangierte ich mich mit meiner permanenten Traurigkeit. Sie wurde dichter mit den Jahren, wuchs zu einem kaum zu durchdringenden Schwaden heran. Als wäre meine Seele kein durchlässiger Stoff mehr.

Warum ich Ihnen das erzähle? Weil ich will, dass Sie sich frühzeitig gegen das Gewicht stemmen, das Sie bei Gleichgültigkeit, Schlaflosigkeit, bei fehlenden Plänen, bei einer dauerhaften Müdigkeit gegenüber dem Leben empfinden. Ich will, dass Sie diese ersten Anzeichen spüren und ernst nehmen – und nicht warten, wie ich es tat.

Jahrelang dachte ich, es lässt irgendwann nach und heilt sich selbst. Bis ich einsah, dass nichts, gar nichts geschehen würde. Dass meine Haltung zum Leben vermutlich dunkel bliebe. Das war der Zeitpunkt, an dem ich Tabletten schluckte. Ich wollte so nicht sein, war am Ende meiner Zukunft angelangt mit nur 16 Jahren. Glücklicherweise überlebte ich, und endlich stellte man eine Diagnose: Depression. Aber eine Diagnose ist noch keine Heilung. Es sollte ein langer Weg werden, bis ich wieder sagen konnte: Ich liebe dieses Leben, es ist ein Geschenk!

Obwohl ich kurz nach meinem Suizidversuch eine glänzende Karriere als Moderatorin bei Viva startete, obwohl mein Umzug nach Köln Veränderungen bringen sollte, brachte das alles keine Ruhe für die Seele. Die Depression blieb, als hätte sie Widerhaken. Körperliche Reaktionen kamen hinzu. Und wenn ich Ihnen sage, dass ich äußerlich strahlte, innerlich matt war, dann denke ich: Sie wissen, was ich meine. Wie sonst würden Sie das Buch von Harald Krauß aufschlagen, würden nach einem Gegengift suchen, um Stress, Ängste, Antriebslosigkeit zu tilgen?

Dass ich sofort, völlig ohne Zögern dieses Vorwort geschrieben habe, hat natürlich mit meiner Geschichte zu tun. Ich weiß, wie sich dieser Sturz auf den Seelengrund anfühlt. Zur Traurigkeit kommen Ängste, das Leben könnte gänzlich entgleiten. Auf meinem Nachttisch lagen damals die Schlaftabletten, die mir in der ambulanten Therapie zuvor verordnet wurden. Mehr als einmal dachte ich: Was wäre wenn …

Heute weiß ich, nach der dunkelsten Stunde beginnt die Heilung. Vielleicht war der folgende Klinikaufenthalt meine Rettung. Vielleicht waren es die Spaziergänge in der Natur, das Loslassen von digitalen Medien. Auch fand ich einen Halt in der Philosophie des Buddhismus. Dieser besagt nämlich, dass jede Ursache im Leben ihre Wirkung schon in sich trägt. Das bedeutete für mich: Wenn ich gesund werden wollte, würde ich auch gesund werden. Ganz sicher. Selbst wenn es sich im Moment nicht so anfühlte. An diesem Glaubenssatz hielt ich mich fest und machte meine Schritte.

Ich kam in Bewegung. Die mag trivial erscheinen, aber für mich bedeutete sie das Wechseln von einer Galaxie in eine andere: Ich räumte meine Wohnung auf! Ich schaffte Ordnung. Ich nahm mir vor, zukünftig zuverlässig zu sein, pünktlich zu sein, meine Termine einzuhalten. Nichts mehr schleifen zu lassen. Keinen Flug mehr aus Unachtsamkeit zu verpassen. Einschätzbar zu sein, empathisch, wertschätzend den anderen gegenüber – und mir selbst. Ich traute mir zu, ohne Kosmetik zu sein, mein Gesicht ungeschminkt zu zeigen. Kein Verstecken mehr. Keine zum Schein errichtete Perfektion. Wenn ich mich heute täglich vor dem Wert dieses Lebens verneige, dann blicke ich auf eine lange Reise zurück. Eine Reise hin zu mir. Ich kann sagen: Ich bin, wie ich bin – und so bin ich richtig gut! Ich empfinde Glück und will dieses Glück mit so vielen Menschen wie möglich teilen. Und sollten Sie an sich selbst zweifeln, sollten Sie die Verantwortung für Ihr Wohlgefühl abgeben wollen, so lautet mein Rat: Tun Sie es nicht. Nicht Selbstvorwürfe, Fremdvorwürfe helfen weiter, sondern einzig Ihr Selbstvertrauen gibt Ihnen Kraft, auch schwierige Phasen gesund zu überstehen.

Und genau hier setzt das Buch von Dr. Harald Krauß an: Warten Sie nicht, laufen Sie nicht auf falscher Spur weiter. Verlieren Sie das Vertrauen in sich selbst niemals! Sie können verändern, was Sie stört. Dazu ist Mut erforderlich: Mut hinzusehen, in sich hineinzufühlen. Von falschen Routinen zu lassen. Abzureißen, was ein perfektes Gerüst ist, wenn die Fassade dahinter leidet. An die Seele kommen Sie erst heran, wenn Sie abziehen, was Sie erstickt. Dann erst können Sie frei atmen. Genau diesen Mut wünsche ich Ihnen. Natürlich wird sich damit das Leben nicht rosarot färben. Es wird immer Momente geben, in denen Sie heulen. Tun Sie es. Aber lassen Sie sich nicht vereinnahmen. Nicht von Situationen, nicht von fremden Zielen. Achten Sie auf sich und auch auf die Menschen, die Ihnen wichtig sind! Das ist auch der Kern der buddhistischen Lehre – mitfühlend zu bleiben. Denn Depression ist eine verflixt selbstbezogene Krankheit – und Mitgefühl ein wunderbares Gegenmittel. Nicht Self-Care, sondern I care.

So, das war's von mir zum Thema. Nun ist der Autor dran, der Experte für seelische Gesundheit. Ich wünsche Harald Krauß den Bucherfolg – und Ihnen, dass Sie sehr bald wieder dem Leben entgegenlachen.

Milka Loff Fernandes ist Fernsehmoderatorin, Schauspielerin und Autorin des Buches *#Selbstwert. Die Happiness-Connection*, Adeo, 2021.

Einleitung: Schmerz auf der Seele

Wir müssen reden! Über Traurigkeit, Ängste, Stress, über das Leiden der Seele. Denn die Seele ist jenes Element in uns, den wir zu lange schon vernachlässigen. Wir pflegen unseren Körper, trainieren die Muskeln. Wir ernähren uns ausgewogen, meiden Gifte wie Alkohol und Nikotin, schlucken Vitamine und Mineralien. Wir investieren Zeit und Geld für die Gesundheit. Wir dürfen auf Beziehungen bauen, sind vielleicht gut unterwegs auf der Karrierespur. Und wundern uns doch, dass all dies nicht reicht, um glücklich zu sein.

Um es deutlich zu sagen: Deutschland, dieses Land im Wohlstand, wird zunehmend eine Region, in der fleißige, erfolgreiche – und traurige Menschen wohnen. Jeder vierte Bürger erfüllt die Kriterien einer psychischen Erkrankung, drei Millionen leiden an einer behandlungsbedürftigen Depression. Das ist eine erschreckend hohe Quote. Sie rüttelt auf. Hinter diesen Zahlen stehen Dramen, die in dieser Härte nicht geschehen müssten. Würden wir die ersten Signale der Seele wahrnehmen, so könnten wir viel Unglück vermeiden.

Denn erst leidet die Seele leise, dann erkrankt sie an den Umständen. Später schwindet der Lebensmut, und manchmal ruft eine kranke Seele sogar nach dem Tod.

Als Arzt und Psychotherapeut, als Klinischer Leiter eines Krankenhauses behandle ich Patienten, die an der Seele leiden. Frauen und Männer, die mir gegenübersitzen, haben ihre Ziele verloren, ihre Lust auf Zukunft. Das war nicht immer so. Würde ich sie bitten, mir einige Schnappschüsse des bisherigen Lebens auf den Tisch zu legen, ich würde auf durchaus glückliche Momente blicken. Bei den meisten meiner Patienten gab es Hochzeiten, Geburten, Liebesschwüre, Häuserbau, Reisen zu exotischen Orten. Es gab die kleinen Perlen des Glücks, wenn Kinderaugen strahlten, wenn sich Münder bis zu den Ohren dehnten, wenn Hände nach den Sternen griffen.

»Eigentlich müsste ich glücklich sein«, sagen sie – und betrachten ihre Fotos, als stammten diese aus einer anderen Zeit, aus einem anderen Leben. Fast ungläubig schütteln sie den Kopf. »Eigentlich müsste ich glücklich sein« – bei diesem Satz werde ich hellhörig. Er ist ein Signal für eine diffuse Angst meiner Patienten. Dieser Satz gibt mir einen Hinweis darauf, dass deren Freude, Selbstrespekt und Dankbarkeit abhandenkam. »Es ist schon so lange her, dass ich mich unbeschwert fühlte, aktuell habe ich enormen Stress«, so und ähnlich lauten dann die Rechtfertigungen. Dabei schreibt das Gesetz des Lebens vor, dass den guten Tagen auch schlechte folgen, dass alles im Wandel begriffen ist. Niemand steht immer im Licht. Niemand hat ein Abonnement auf störungsfreie Jahre. Immer gibt es den Wechsel aus Freude und Traurigkeit.

Wie sieht es bei Ihnen aus? Gehen Sie mit den kleinen Alltagskatastrophen locker um? Oder steigern Sie sich in Sorgen und Unglück hinein und denken sogar, in Ihrem Leben wird es nicht mehr besser werden? Denken Sie, Druck, Ängste und Schwermut werden sich zementieren? Dann sollten Sie weiterlesen; ich werde Sie davon überzeugen, dass das nie, wirklich niemals der Fall sein wird. Sie können wieder glücklich werden, was immer Ihnen aktuell widerfährt. Sie werden Ihre hellen Gefühle wieder aktivieren – wenn Sie gut zu sich sind, wenn Sie sehr ernsthaft und konsequent Ihre Seele und Ihren Körper pflegen.

In den fünfundzwanzig Jahren meiner Tätigkeit habe ich erfahren, dass Menschen in Krisen hilflos bleiben. Sie aktivieren ihre Selbstheilungskräfte nicht, sondern vernachlässigen ihre Seele. Sie sind nicht bereit, einmal innezuhalten und die Situation, in der sie feststecken, zu akzeptieren. Dabei ist das der einzige Weg, um wieder glücklich zu werden: Tempo drosseln, stehen bleiben, Situation betrachten, Gefühle zulassen und dann: weiter im Leben! Die Seele braucht diese Pausen und diese Reflexion, denn sie will nicht getrieben werden, weder in guten noch in schlechten Zeiten. Leider gibt es bis heute keine Pille, die vorbeugend gegen schlechte Tage hilft. Ich würde sie Ihnen gern verschreiben, um Sie glücklich zu sehen. Meine Einsicht aber, und das deckt sich mit allen wissenschaftlichen Studien, lautet: Nur Sie selbst können Ihre Seele wieder heilen. Sie können zu jeder Zeit entscheiden, Ihrem Leben mehr Ruhe, mehr Freude, mehr Zufriedenheit zu schenken, denn Sie besitzen die Kraft, einer depressiven Verstimmung zu entkommen.

Wenn die Seele leise ruft

Wir erlauben uns im durchgetakteten Alltag kaum mehr Selbstreflexion und fragen nicht, ob Gefühle und Handlungen zueinander passen. Wir hören kaum mehr auf die leise innere Stimme, die zur Ruhe mahnt, denn die Devise lautet: höher, schneller, weiter. Aus dieser Hektik aber versucht Ihre Seele zu flüchten, denn sie erträgt keinen Stress. Sie zeichnet dann Fantasiebilder von einer Auszeit unter Palmen, von einem Trip rund um die Welt und will raus aus der Gefahr, ernsthaft krank zu werden. Viele von uns kommen mit der Beschleunigung der Zeit nicht zurecht: Sie fürchten sich vor der zunehmenden Komplexität der Aufgaben. Sie sind im Stress gelandet und sind doch weitergelaufen, so lange, bis sie erschöpft waren. Einige von ihnen erfuhren Schicksalsschläge oder zwischenmenschliche Krisen, auch Schulden, Arbeitsplatzverlust, Mobbing im Beruf können Gründe für Ängste und Traurigkeit sein. So viele Menschen es gibt, so viele unterschiedliche Geschichten erleben diese. Und auch jede Seele findet ihren eigenen Ausdruck für Schmerz. Wenn Sie darauf nicht frühzeitig reagieren, schwindet die Kreativität, die nötig ist, um das schleichende Gift auf der Seele zu stoppen. Es frisst sich durch die Gedanken, durch das Herz, erreicht den Körper. Es schwächt das Immunsystem, bringt das Herz aus dem Takt. Das Gift in der Seele macht einsam, bis kein Lebensmut mehr übrig bleibt. Der Alltag wird zäh, kaum noch zu ertragen. Äußerlich gibt es keine Wunden, keine Hämatome sind sichtbar. Aber innerlich herrscht diese schier unendliche Leere, und kaum noch gibt es eine Erinnerung daran, wie wunderbar das Leben einmal war. Und wenn ich all die Geschichten in einem einzigen Satz bündeln sollte, dann hieße dieser eine Satz: Seele und Körper sind eine untrennbare Einheit; nur wenn beide gesund sind, empfinden wir Glück. Werden wir nicht müde, beides zu pflegen.

Der Held in meinem Buch

Dass Sie mein Buch in den Händen halten, verrät mir: Auch Sie leiden an der Seele. Ich weiß nicht, wie lange Sie diesen Schmerz zur Seite geschoben haben, wie oft Sie sich eingeredet haben, alles sei gut. Meist vergehen Monate, bis die Signale der Seele lauter werden, bis Menschen bereit sind, Hilfe und Expertenrat anzunehmen. Es ist gut, dass Sie nun handeln.

Sie finden auf den nächsten Seiten ein fachlich erprobtes, nach wissenschaftlichen Kriterien ausgearbeitetes Konzept, das Sie mit all Ihren Stärken und Schwächen, aber auch mit Ihren Lebenszielen in den Mittelpunkt stellt. Denn mir geht es auf den nächsten Seiten nur um eines: um Ihr persönliches Wohlgefühl.

Verstehen Sie mein Buch als Trainingsprogramm zur Seelenkräftigung. Dabei ist es nicht leicht, die Seele zu beschreiben, ihr eine Definition zu geben. Woraus besteht die Seele? Wo wohnt sie? Und vor allem: Wie macht sie sich bemerkbar, wenn es ihr gut geht oder wenn sie leidet? Wir werden, das verspreche ich Ihnen, uns mit jedem Kapitel ein Stück mehr der Seele nähern. Wir werden erfahren, wie wir sie pflegen, gesund erhalten. Wir werden mit der Seele in Kontakt kommen. Und ich hoffe sehr, wenn Sie den Buchdeckel zuklappen, dass Sie wieder voller Zuversicht sein werden und sich selbst jeden Tag von Neuem disziplinieren, um den Ansprüchen im Außen keine Priorität zu geben. Priorität Nummer eins sind Sie und nur Sie. Wenn es Ihnen an Seele und Körper gut geht, dann befinden Sie sich auf dem richtigen Weg, dann können Sie Liebe geben, Leistung erbringen, Freude zeigen und Ihre Chancen erkennen.

Ich verstehe mein Buch als eine literarische Therapie, in der Sie der Held sind, der am Ende siegen wird. Meine Aufgabe ist es, Ihre Prosa im Leben wieder in die richtige Form zu bringen, mit Ihnen gemeinsam das angemessene Tempo zu finden. Wir werden nicht oft zurückblicken, die alten Wunden nicht aufkratzen, sondern im Hier und Jetzt bleiben und die Aufmerksamkeit auf die Gegenwart richten. Denn jede Handlung, auch die in Ihrem Leben, kennt nur eine Richtung: vorwärts. Was Sie gestern erlebt haben, mag Sie traurig und ängstlich gemacht haben, aber das lässt sich nicht mehr ändern. Niemand kommt durch seine Zeit, ohne zu stürzen. Die Kunst ist es, wieder aufzustehen, weiterzugehen, und zwar mit dem guten Gefühl, sich selbst im Alltag immer wieder zu orientieren. Das können Sie trainieren. Fangen wir an. Packen wir erst einmal Ihren Zweifel ins Gepäck, den nehmen wir mit, den nehmen wir ernst. Halten Sie bitte ein Notizheft und einen Stift bereit. Schreiben Sie auf die erste Seite Folgendes:

Ich nehme an, was ist. Ich akzeptiere den Moment.

Knipsen wir Ihre Lebensfreude wieder an! Das wird nicht wie von Zauberhand geschehen, Sie benötigen vielmehr die Entschlusskraft, Ihre Heldenreise zu beeinflussen, Ihrem Leben einen anderen Rhythmus und eine andere Richtung zu geben. Ich weiß, wie herausfordernd das klingt, aber glauben Sie mir: Ein Ignorieren der Seelensignale würde keine Heilung bringen – im Gegenteil: Es würde Ihre Vitalfelder weiter schwächen, Ihre gesamten Systeme würden sich auf Ihr aktuell empfundenes Unglücklichsein einstellen. Der Hormonhaushalt würde sich verändern, die neuronale Mixtur der Botenstoffe im Gehirn ebenso. Es würden sich Synapsen im Gehirn bilden, die sich aufgrund von Unzufriedenheit, Ängsten und Traurigkeit verdicken würden. Sie würden die schlechten Gefühle trainieren, sie würden zu Ihrem inneren Programm. Am Ende dieser unsäglichen Spirale steht die Dysbalance zwischen Körper und Seele, die eine Depression vorantreibt. Stoppen Sie unbedingt sehr früh und entschlossen diese Entwicklung. Sie bleiben nicht krank, wenn Sie bereit sind, mein ganzheitliches Konzept in Ihrem Alltag zu etablieren. Sie können kraft Ihrer Gedanken, Ihrer Sichtweise und Ihrer Pflege von Körper und Geist wieder aktiv Ihr Leben gestalten. Wohlgemerkt: Ich rede nicht von einer klinischen Depression im engeren Sinne, denn diese gehört immer in eine stationäre fachmedizinische Betreuung. Alle anderen, vorübergehenden Krisen können Sie jedoch selbst heilen. Dazu möchte ich Ihnen einen roten Faden bieten, und ich hoffe sehr, er wird Ihren Alltag zukünftig zusammenhalten.

Mein Wunsch an Sie lautet deshalb: Halten Sie inne. Jetzt! Nehmen Sie an, was ist. Sie zweifeln aktuell an einer gelingenden Zukunft. Akzeptieren Sie das bitte. Keine Worte können Ihre Situation schönreden. Aus irgendeinem Grund, sei es schicksalsbedingt oder selbstverschuldet, haben Sie auf Ihrer Reise Ihren persönlichen Fixstern im Leben verloren. Sie sind von Ihrem Weg des Glücks abgekommen. Wie gesagt: Damit sind Sie nicht allein, das passiert zahlreichen Menschen in Deutschland. Nehmen Sie es an, und weinen Sie, wenn Sie das heulende Elend überfällt.

Dieses Buch ist also keines, das Ihnen suggeriert, alles sei halb so schlimm, Sie müssten nur den Spirit des Universums in sich bündeln und über Nacht würde dann alles wieder gut. Das ist leider nicht der Fall, denn eine depressive Verstimmung ist eine ernst zu nehmende Diagnose. Deshalb lassen Sie sich die nächsten Seiten lang Zeit, sich wieder Ihrer Seele zu nähern. Sagen Sie sich:

- Es ist, wie es ist.
- Ich stehe hier im Nirgendwo, habe meine Ziele verloren und auch den Sinn.
- Es ist, wie es ist – aber es wird nicht so bleiben!

Mit diesen Leitsätzen möchte ich mein Buch starten. Auf geht's.

Ihr Harald Krauß

Kapitel 1: Das Verschwinden des Fixsterns

Es gibt keine Zahlen und Daten, um Ihr Glück zu definieren. Ebenso wenig gibt es einen Marker, um den Grad Ihrer Traurigkeit festzustellen. Wie einfach wäre eine solche Diagnose, könnte ich meinen Patienten wenige Milliliter Blut entnehmen und diese ins Labor tragen. Auf dem Auftrag stünde: Bitte Parameter für Verstimmung isolieren. Ich könnte Ihrem Mangel an Glück eine Zahl zuordnen, könnte Ihre Traurigkeit in einer Matrix vermerken. Aber leider bietet das Blut keinen Messwert für die Seele.

Und wenn Sie nun einwenden sollten, dass körperliches Leid ein Hinweis auf eine Unterversorgung mit Glück wäre, dann will ich hier widersprechen: Auch ein kranker Mensch kann glücklich sein. Wer einen Körperteil unfallbedingt verliert, wessen Herz nur noch mit Schrittmacher schlägt, wer unter akuten oder chronischen Malaisen leidet, kann dennoch eine wunderbare Stabilität in sich finden. Er kann sich mit seinem Schicksal arrangieren, kann seine Muskeln in der Physiotherapie stärken, einen Trainingsplan umsetzen. Mehr noch, er kann eine Dankbarkeit für sein Leben spüren, die bis in die Zellen wirkt. Umgekehrt wissen wir aus zahlreichen Beispielen, dass Gesundheit, Reichtum und Prominenz keine Garanten für Zufriedenheit sind. Sie können sogar negative Aspekte auf die Seele setzen, wenn die Gier getriggert wird, mehr, immer mehr vom Gleichen zu wollen. Mehr Geld, mehr Macht, mehr Anerkennung. Gier führt immer in den Stress. Hier wehrt die Seele sich. Sie ist zu zart für diese Art Emotion.

Und damit beginnt das Dilemma: Es gibt keine Standards in der Psychologie, um einen Seelenschmerz auf den ersten Blick zu identifizieren. Lange können Menschen das Leiden der Seele ignorieren und der Außenwelt das Bild vermitteln, dass alles stimmig läuft, alles sich im grünen Bereich befindet. Ich halte solche Ignoranz für gefährlich. Obwohl Ihre Seele leise leidet, obwohl Sie Ihnen viele Fehler und Nachlässigkeiten verzeiht, bilden sich doch Risse auf ihrer Oberfläche. Anfangs können durchaus Ihre Selbstregulierungskräfte wirken, aber auf Dauer wird das nicht ausreichen, und dann verliert Ihre Seele die Balance. Traurigkeit, Erschöpfung und Depression sind die Folge. Das ist der Punkt, an dem Patienten mir gegenübersitzen und Hilfe suchen. Vermutlich, so denke ich, gab es bereits in frühen Phasen des Leidens einige Momente, in denen die Seele einen leisen Hilferuf von sich gab. Dieses Erkennen der frühen Momente ist wichtig, um nicht abzurutschen in eine seelische Dunkelheit. Denn Traurigkeit kann zur depressiven Verstimmung, zur Depression werden. Dann gibt es kaum noch Energie, um den Alltag zu bewältigen. Man fühlt sich ausgebrannt, leer, kraftlos. Burn-out ist der Begriff dafür, wenn das seelische Leid auch den Körper schwächt, bis keine Idee von einem Morgen mehr entsteht.

Über Seelenschmerz redet man nicht gerne. Warum eigentlich? Ich vermute, es ist die Angst vor einem Stigma. Männer gelten dann als verweichlicht oder als jemand, der nicht belastbar genug ist, seine Aufgaben zu erledigen. Frauen werden als hysterisch oder launisch bezeichnet. Man strengt sich also an, nach außen routiniert zu erscheinen. Wer will schon seine Karriere oder seine Beziehung gefährden? Trotz Druck auf der Seele und Anzeichen von Erschöpfung versucht man, sich mit eingefrorenem Lächeln durch den Tag zu retten. Man nimmt Termine wahr im Business, bleibt als Partner und Elternteil präsent. Man trifft Freunde, sagt die wöchentliche Tennisrunde nicht ab, man funktioniert – und vielleicht käme niemand auf die Idee, dass etwas stockt im Denken und Fühlen, dass plötzlich alles, was bisher gut und richtig war, wie von einem Nebel überzogen ist. Erst schwindet die Freude, dann kommt der Schmerz, später der Zusammenbruch. Passen Sie auf sich auf!

Viele meiner Patienten sagen nach einem Zusammenbruch: »Hätte ich doch früher reagiert. Hätte ich die ersten Anzeichen dieser Traurigkeit ernst genommen.« Die Krux ist nur: Sie dachten, diese Traurigkeit sei nur temporär, sie werde bald wieder ohne Weiteres verschwinden. Sie alle haben nicht im Traum daran gedacht, dass es sich um eine beginnende Depression handeln könnte! Vielleicht haben sie eine berufsbedingte Überlastung vermutet oder haben ihre Stimmungen hinter dem Begriff Hormonschwankung versteckt. Oder sie haben sich gesagt, dass niemand immer gleich gut drauf sein könne, es werde sich schon bessern mit der Zeit. Nur ist das nicht geschehen.

Eine beginnende Depression ist tatsächlich von einer niedergeschlagenen Laune nicht zu unterscheiden. Zunächst sind die Anzeichen ähnlich. Aber im weiteren Verlauf lichtet sich der Nebel nicht mehr, und die Niedergeschlagenheit wird zum Dauerzustand. Hinzu kommen diffuse Ängste, dann das matte Gefühl, die Freude an der Arbeit, der Liebe, am Leben zu verlieren. Zum matten Gefühl gesellt sich das schlechte Gewissen, denn von außen betrachtet gibt es keinen Grund zur Sorge. *Eigentlich* könnte man zufrieden sein. Man hat einen Job, eine Familie, gesunde Kinder. Man kann sich Urlaub und Hobby leisten. *Eigentlich* steht man auf der Sonnenseite, aber die Seele friert.

Es können Monate vergehen, bis Sie ahnen, dass Ihre Seele krank ist und Pflege braucht. Der Grund für die Abwehr dieser Einsicht ist übrigens Ihr Ego. Ihr Ego nämlich ruft Ihnen zu, dass Sie stark genug sind, ein Siegertyp sind, nicht aufgeben sollen, dass Sie trotz dieses »Psychogedöns« weitermachen sollen wie bisher. Sie lächeln in den Spiegel und sagen sich: »Nach Schatten kommt wieder Licht.« Sie übergehen die Signale weiterhin, drücken sie fort. Aber das Unterbewusstsein ist eine starke Macht, es lässt sich nicht mit Plattitüden beruhigen. Meist meldet es sich nachts zu Wort, bringt an die Oberfläche, was Sie tagsüber ignoriert haben. Das ist der Punkt, an dem sich die Grübelspirale verselbstständigt und fortlaufend schneller dreht. Schlaflosigkeit wird zum Dauerthema.

Ich halte diese Sorgen in der Nacht für ein erstes, ernst zu nehmendes Indiz einer beginnenden Depression. Sie fühlen sich zunehmend erschöpft und verlieren Ihre innere Klarheit. Wie unter einer Dunstglocke aus Traurigkeit stecken Sie fest, und bald schon werden Sie Ihren Fixstern im Leben nicht mehr sehen.

Wenn das innere Leuchten verschwindet

Sie und ich und jeder andere Mensch auf dieser Erde trägt in sich einen Fixstern. Er leuchtet über Ihrem Gedanken- und Wertehimmel. Er ist Ihre Orientierung im Leben und weist Ihnen den Weg zu Ihrem höchstpersönlichen Glück. Wo Ihre Talente, Werte und Träume zusammentreffen, dort finden Sie ihn. Er steht also hoch am Himmel, weit über all Ihren beruflichen und privaten Zielen. Man könnte sagen: Er ist eine Vision, die Sie niemals in Gänze erreichen, weil die Vision zu groß und mächtig ist und unsere Zeit auf dieser Erde zu kurz.

Ich möchte das Bild des Fixsterns als Metapher verstehen für das, was uns antreibt, was in der Seele seinen Anfang nimmt und sich in Teilen in unserem Leben realisiert. Und sollte er in Ihrer Phase der Traurigkeit nicht leuchten, dann rufen Sie ihn bitte in Ihre Erinnerung zurück.

ÜBUNG: DEN FIXSTERN LEUCHTEN LASSEN

Legen Sie Notizbuch und Stift bereit.
Achten Sie auf eine ungestörte Atmosphäre.
Schließen Sie Ihre Augen und stellen Sie sich die Wunderfrage:
Würden alle Hindernisse verschwinden, wären alle Quantensprünge möglich, dürften Sie aus allen Möglichkeiten die für Sie beste suchen, welche wäre das?

Trauen Sie sich, groß zu denken! Es gibt keine Grenzen, Ihr Fixstern braucht Höhe und Weite sowie Ihren Mut, das Unmögliche wahr zu machen.
Wenn Sie Bundeskanzler werden wollen, schreiben Sie das in Ihr Notizheft.
Wenn Sie davon träumen, vor 10.000 Zuhörern in der Royal Albert Hall Saxofon zu spielen, schreiben Sie es auf.
Wenn Ihr Herz warm wird bei der Vorstellung, in dreißig Jahren mit neun Enkelkindern im eigenen Garten nahe Ihrem Olivenhain in der Toskana zu spielen, schreiben Sie es auf.
Wahrscheinlich werden Sie nie der Bundeskanzler von Deutschland sein, aber Sie werden viele der kleinen untergeordneten Ziele erreichen und dabei Ihrem Glück einen Vorschub leisten: Sie werden Mitglied in einer Partei. Sie lassen sich in den Ortsvorstand wählen. Sie werden Schatzmeister oder Pressesprecher. Sie werden Beauftragter in Ihrem Kreis. Sie engagieren sich für Themen, die Ihnen wichtig sind, geben Interviews in der regionalen Presse. Sie sehen Ihren Fixstern vor sich und empfinden Sie einen tiefen Sinn in dem, was Sie tun.
Nur den wenigsten Menschen gelingt es, mit Saxofonspielen eine der berühmtesten Hallen der Welt zu füllen. Aber sobald der Fixstern leuchtet, werden Sie die Schritte in die für Sie richtige Richtung setzen. Sie leihen sich ein Instrument, nehmen Unterricht, üben mit Freude und empfinden irgendwann den Wunsch, in einer Band zu spielen, mit Ihrem Können andere Menschen zu erfreuen. Vielleicht geben Sie für Freunde hin und wieder ein Hauskonzert?
Oder Sie werden einmal im Jahr für zwei Wochen aussteigen und auf einem Gut in der Toskana die Seele baumeln lassen.
Fazit: Ein Fixstern kann nach einem Schicksalsschlag aus Ihrem Blickfeld verschwinden, untergehen aber wird er nie. Davon er-

zählen Mutgeschichten von Menschen, die am Abgrund standen. Sobald sie sich nach überwundenem Leid wieder auf den Weg zu ihrem Fixstern machen, finden diese Menschen ihre Orientierung. Es kommt übrigens nicht darauf an, das Große ganz zu erreichen, oft reicht ein Stück vom Glück, um die Seele wieder heilen zu lassen.

Seelische Widerstandskraft trainieren

Wenn ich die steigende Zahl der an Depression erkrankten Menschen betrachte und mit den Umfragen zur Unzufriedenheit am Arbeitsplatz vergleiche, dann fällt ein Zusammenhang auf: Wenn wir dauerhaft in einem Umfeld agieren, das uns Unbehagen bereitet, leidet die Seele. Und doch müssen Sie sich nicht fürchten, dass jede Missstimmung in einer Depression endet. Sie dürfen traurig, wütend oder ängstlich sein und reagieren, wie es Ihrem Temperament entspricht. Solange dieser Zustand von begrenzter Dauer ist, wird er Ihrer Seele keinen Schaden zufügen. Im Gegenteil: Wohldosierte Anstrengung trainiert die seelische Abwehrkraft. Das gilt auch für den Körper.

Stellen Sie sich vor, Sie ernährten sich perfekt und Ihre Lebensumstände wären vollkommen. Es gäbe keinerlei Giftstoffe für Ihre Zellen, kein schädliches Bakterium würde die Luft in Ihren Räumen verunreinigen. Es gäbe nur Sterilität um Sie herum. Nur ausgewogenes, höchst reines und pures Essen gelangte in Ihren Körper, nie würde Ihnen nur eine Minute Schlaf fehlen, nie würde eine Aufregung Ihren Gedankenrhythmus stören. Ihr Schlaf- und Wachrhythmus würde sich in vorbildlichster Manier abwechseln und jede Sporteinheit wäre perfekt auf Ihr Herz-Kreislauf-System abgestimmt. Ich darf Ihnen als Mediziner sagen, dass ein solches Verhalten Ihnen nicht gut bekäme! Ihre Abwehrkräfte würden erschlaffen und würden der Mutation einzelner Zellen nicht mehr begegnen können. Sie würden Krankheiten wie Krebs nicht verhindern können, denn keine Selbstregulation wäre mehr möglich. So geht es auch Ihrer Seele. Bei einer Überbehütung würde sie verlernen, mit Traurigkeit, Angst und Zweifel umzugehen. Sie würden sich schwach fühlen und dem Leben ausgeliefert. Deshalb bin ich kein Freund davon, jedem Problem aus dem Weg zu gehen.

Wo ein Angriff von außen erfolgt, sollten Sie parieren. Es ist gut, wenn Sie ein ganzes Repertoire an Techniken zur Verfügung haben, um den kleinen und großen Einbrüchen auf dem Lebensweg zu begegnen.

Fazit: Stärken Sie Ihre Seele, aber überlasten Sie sie nicht. Diesen Rat möchte ich Ihnen zu Beginn unserer Reise mitgeben. Tarieren Sie aus, wo Ihre persönlichen Grenzen sind, wo die gesunde Angst zur Panik wird, wo die vorübergehende Traurigkeit sich zur Depression verfestigt. Finden Sie heraus, wie weit Sie sich von Ihrem Fixstern entfernen dürfen, um sich dennoch nicht zu verlieren.

Finden wir also gemeinsam Ihr persönliches Programm, um widerstandsfähig zu werden und fit zu bleiben. Um es auf den Punkt zu bringen:

- Sie dürfen negative Gefühle empfinden – solange diese vorübergehend sind.
- Sie dürfen kleine Blessuren nach Fehlentscheidungen davontragen – solange Sie sich eine Zeit der Heilung gönnen.
- Sie dürfen innehalten auf Ihrem Weg und sich sammeln – solange die Phase der Passivität begrenzt bleibt.

Nur eines dürfen Sie nicht: Dauerstress und Dauerschmerz als gegeben hinnehmen und dabei die Idee aufgeben, dass Sie in Ihrem Leben ein Recht auf Glück haben! Das nämlich würde Ihre Seele zerstören. Die Risse würden tief, die Wunde würde bluten.

Eigensinn bewahren

Wenn ich einige Zeilen zuvor geschrieben habe, das Festdrehen in Grübelspiralen sei ein erstes Merkmal für eine beginnende Depression, so ist das zweite Merkmal die Unfähigkeit, schädliche Situationen abzuwenden. Immer wieder höre ich den Satz: »Ich kann nicht Nein sagen, weil mich dann die anderen nicht akzeptieren oder Freunde sich von mir abwenden.«

Wir sagen zu oft Ja, wenn wir Nein meinen. Wir lassen uns zu oft in fremde Angelegenheiten hineinzerren und verlieren damit den Sinn für das, was für uns selbst im Leben wirklich zählt.

Nein zu sagen, unbequem zu sein, sich selbst immer wieder in einer stillen Stunde zu korrigieren und dann mutig seine Entscheidungen den anderen vorzutragen, das sind Handlungen, um einer depressiven Verstimmung vorzubeugen. Es schläft sich besser, wenn Sie mit sich selbst im Reinen sind.

Leider ist ein solcher Eigensinn in Unternehmen und auch in Beziehungen nicht gerne gesehen. Jedenfalls mögen auch Sie festgestellt haben, dass es einer Karriere zuträglicher sein kann, öfter zu nicken und die Faust in der Tasche zu ballen. Das ist der Grund, warum wir uns vom eigenen Fixstern entfernen. Wir verbiegen uns und verlassen den Weg, den wir einschlagen wollten, um ein flüchtiges Dankeschön oder ein Lob von den anderen zu erhalten. Es mag zunächst Vorteile bieten, freundlich und hilfsbereit zu sein, aber Achtung: Hier verbirgt sich eine Zeitfalle, wenn wir eigene Aufgaben hintanstellen, um andere zu unterstützen. Das führt Sie auf Dauer in einen ungesunden Stress. Außerdem scheinen wir uns in einer zunehmend kontaktarmen Gesellschaft nach Schulterklopfen zu sehnen. »Gut gemacht«, heißt es dann, und wir fühlen ein kleines bisschen Zufriedenheit. Aber mal Hand aufs Herz: Kann dieses schmallippige Lob derart wertvoll sein, dass Sie das Verfolgen Ihres eigenen Fixsterns aufgeben? Natürlich dürfen Sie abwägen, ob der Vorteil im Außen überwiegt und ob die Seele im Inneren keinen Schaden nimmt, wenn

Sie ein Zugeständnis machen. Auf lange Sicht jedoch sollten Sie lernen, Nein zu sagen! Ganz besonders gilt das für dieses wunderbar wohltuende Nein, das Ihre Seele schützt. Dann nämlich nehmen Sie Ihre Warnsignale frühzeitig wahr, leben im Einklang mit Ihren Talenten und Werten. Sie sagen Nein, wenn Sie Angst, Zweifel, Traurigkeit spüren. Sie sagen Nein, wenn Sie eine Verletzung Ihrer Seele vorhersehen. Hierzu will ich anfügen: Wir spielen alle unsere verschiedenen Rollen mehr oder weniger gut. Wir geben uns manchmal geschmeidig im Job, weil wir einen Karrierevorteil erhoffen. Wir schmeicheln anderen, um einem Konflikt auszuweichen. Wir zeigen ein launisches Verhalten zu Hause, während wir uns außerhalb charmant geben. Diese Maskerade ist wichtig und richtig. Sie verhindert, dass ein anderer unerlaubt zu tief in Ihre Seele blickt. Wenn andere behaupten, Authentizität sei erstrebenswert, sage ich: »Ja, aber bitte in vielfachen Facetten!« Wer stets seine gesamte Persönlichkeit wie auf dem Silbertablett vor sich herträgt, der macht sich verletzbar. Authentizität hört auf, wo der natürliche Schutzfilm von der Seele heruntergerissen werden kann. Dann wird sie verletzlich. Die Gefahr, in einer Depression zu landen, wird umso größer, je mehr Sie zulassen, dass andere Sie angreifen oder vereinnahmen können.

Körper und Seele ganzheitlich betrachten

Eine Depression entsteht, wenn wir ungünstige Umstände nicht verändern: zu lange im Stress gelebt, zu lange Ängste hingenommen, zu lange die Schlaflosigkeit akzeptiert. Dann geht die Freude an den Aufgaben verloren, und die Seele leidet – und auch der Körper. Beides ist eine Einheit und bedarf einer ganzheitlichen Betrachtung. Diese Erkenntnis ist in allen Fachbereichen der Medizin angekommen.

Dass allerdings der eigene Körper die Seele vergiften kann, das ist ein relativ neuer Ansatz in der Wissenschaft. Die Neuroimmunologie geht der Frage nach, ob die leidende Seele eine Antwort auf Entzündungen wie Rheuma, Arthritis und ähnliche Autoimmunkrankheiten sein kann. Der Cambridge-Professor Edward Bullmore hat diesen Ansatz sogar radikalisiert, indem er das unbedingte Zusammenspiel zwischen Immun- und Nervensystem in den Mittelpunkt seiner Forschung stellte. Nach seinen Ergebnissen können Entzündungen im Körper zu einem Stimmungstief und sogar zu einer Depression führen. In seinem Buch »Die entzündete Seele« empfiehlt er, unbedingt zu erforschen, ob einem dauerhaften Stimmungstief vielleicht eine körperliche Entzündung vorausging. Er schreibt: »Eine Studie aus dem Jahr 2014, an der 10.500 Neunjährige aus der Stadt Bristol im Südwesten Englands teilnahmen, belegt beispielsweise, dass Kinder, die keine Depression, aber eine leichte Entzündung hatten, zehn Jahre später, im Alter von achtzehn Jahren, signifikant häufiger unter Depressionen litten«.[1]

Ich halte diesen Aspekt für durchaus beachtenswert für eine Anamnese. Körper und Seele sind zu einem Stoff verwoben. Ein Anstieg der Entzündungswerte wird die Nervenzellen im Gehirn alarmieren. Ihre Stimmung wird sich verändern. Und umgekehrt wird Ihre Grübelspirale aus angstvollen Gedanken eine Rückkopplung auf Ihr Herz, Ihren Darm, auf Ihre Organe, Muskeln und Zellen verursachen. Eine Studie[2] belegt, dass bei Patienten mit einer Herzschwäche die Sterblichkeit um ein Fünffaches steigt, wenn eine moderate bis schwere Depression gleichzeitig diagnostiziert wird. Auch die Medikamente zur Stärkung des Herzens zeigen kaum Wirkung, wenn die Seele bereits krank ist, wenn Ängste, Grübeln und Traurigkeit die Stimmung prägen.

Mediziner sollten sehr aufmerksam werden, wenn ein Patient sagt: »Früher war alles besser, und ich hatte noch Lust am Leben.« Dann nämlich kann es sein, dass die körperliche Krankheit eine Folgeerscheinung der seelischen Dysbalance darstellt. Den Körper zu behandeln und die Seele leiden zu lassen würde kein Wohlgefühl zurückbringen. Es wäre ungefähr so, als würden Sie an der Hausfassade arbeiten, aber die Innenwände des Hauses wegbrechen lassen. Das Haus erhielte keine Stabilität.

Auch wenn Aristoteles, der Popstar der Antike, behauptet hat, man könne die Seele vom Körper trennen, ist man heute anderer Ansicht: Wir trennen nicht, wir arbeiten an der Symbiose beider Aspekte. Ein gesunder Mensch spürt keinerlei Schmerz. Deshalb umfasst mein Leitfaden zum persönlichen Wohlgefühl Körper und Geist. Wo immer Ihr Schmerz ist, wir nehmen ihn an. Wir wissen, dass ein Verdrängen nicht Heilen ist, sondern dass es die Gefahr birgt, an anderer Stelle einen noch größeren Schmerz zu erzeugen. Sie würden lamentieren und sich grämen über das fehlende Glück. Sie würden die Traurigkeit in Ihrem Leben zementieren und sich fragen: »Warum ich, was habe ich falsch gemacht?« Tun Sie das nicht. Was früher war, das ist vorbei. Sie können eine bereits gelebte Zeit nicht zurückholen und korrigieren.

Das ist der Grund, warum ich nicht viel davon halte, rückwärtsgerichtet auf Spurensuche zu gehen. Mein Ansatz lautet deshalb:

- Halten wir inne!
- Nehmen wir an, was ist. Den Schmerz, die Orientierungslosigkeit, die Zweifel. All das ist keine Einbildung, es ist real und belastet Sie.
- Akzeptieren wir die Gegenwart und blicken wir hoffnungsfroh in die Zukunft – es gibt ein Licht am Ende des Tunnels.

TÄGLICHE ÜBUNG: DIE BELASTUNGEN ERFASSEN

Nehmen Sie sich an jedem Abend fünfzehn Minuten Zeit. Schreiben Sie unter der Überschrift »Was mich heute belastet hat« ohne Punkt und Komma, ohne Pause auf, was störte. Damit geben Sie Ihrem Schmerz, Ihren Ängsten und Zweifeln Worte. Viele meiner

Patienten weinen bei dieser Übung. Lassen Sie Ihre Tränen zu! Machen Sie sich keine Vorwürfe, dass Ihnen der Tag nicht gut gelungen ist, dass Sie Ihre Aufgaben nicht bestens erledigt haben.

Neue Säulen finden

Wer in einer Depression feststeckt, will nicht hören, welche Säulen im Alltag er stärken muss. Er will keine Vorwürfe und kein Bitten um Leistung! Ich halte wenig von den Ratgebern, die den Blick auf die Pflege der sozialen Beziehungen, auf den Job, auf die Familie, auf die finanzielle Sicherheit richten. Das alles mag in seelisch und körperlich gesunden Tagen durchaus sinnvoll sein, in der Depression aber sind Sie geschwächt, und die Arbeit an diesen großen Lebensbereichen würde Sie zusätzlich erschöpfen. Um Ihre restlichen Ressourcen nicht aufzubrauchen, richten Sie Ihre Aufmerksamkeit bitte zunächst nur auf das, was Ihnen leichtfällt. Das kann der Spaziergang mit dem Hund sein, das Joggen bei Sonnenaufgang. Es kann das Reden oder Schmusen mit Ihrem Partner sein, vielleicht möchten Sie auch nur auf dem Sofa sitzen und Musik hören. Wenn Sie beten oder meditieren möchten, tun Sie es. Ihr Gefühl ist richtig, die Seele verlangt danach.

Im Moment geht es darum, selbstbezogen zu sein, die innere Balance zu finden. Bleiben Sie einfach nur in der Gegenwart. Zwar sind viele meiner Kollegen der Ansicht, dass erst die Vergangenheit aufgearbeitet sein muss, um wirklich in der Gegenwart anzukommen, aber ich sehe das anders. Wenn Sie sich in Ihrem fragilen seelischen Zustand immer wieder zumuten, die falsch getroffenen Entscheidungen zu betrachten, dann triggern Sie stets von Neuem den Schmerz. Ihr Gehirn kann nicht unterscheiden, ob Sie sich in der Fantasie befinden oder in der Wirklichkeit. Es reagiert immer in gleicher Weise und mit dem gleichen Schmerz. Die meisten meiner Patienten wissen sowieso, was schiefgelaufen ist, und können es sehr genau benennen. Das reicht. Mehr ist nicht nötig!

- Benennen Sie Ihr Leid und die Gründe, die dazu führten. Tun Sie es mit aller Wut und Trauer und mit Ihrem bis heute anhaltenden Unverständnis dafür.
- Und dann lassen Sie los.
- Wenden Sie sich körperlich und gedanklich ab. Blicken Sie nach vorne.
- Sagen Sie sich: »Ich spüre den Schmerz. Ich akzeptiere ihn. Aber er wird nicht bleiben, weil ich das nicht will.«

Übernehmen Sie Verantwortung für das, was ist. Nicht die Umwelt, nicht die Eltern, nicht die Lehrer oder der Chef sind an Ihrem momentanen Unglück schuld. Sie sind es, denn Sie pflegen aktuell den Schmerz, stecken fest in der Traurigkeit. Sie lassen Ihre Ängste zu. Sehen Sie bitte dieser Tatsache ins Gesicht. Sie wollen das verändern? Dann seien Sie bitte zunächst dankbar. Sie leben. Sie sind. Sie dürfen in eine Zukunft blicken. Sie sehen auf den Moment, finden Ruhe. Sie lassen für eine Weile los von den Verpflichtungen und großen Lebensthemen – zumindest für die Länge dieses Buches sagen Sie sich: Ich nehme an, was ist – und ich blicke mit Dankbarkeit auf mein Leben.

ÜBUNG: DANKBARKEIT EMPFINDEN

Dankbarkeit ist ein heilendes, helles Gefühl, das in Ihrem Herzen verankert ist. Dankbarkeit zu empfinden ist der erste Schritt, um die Seele zu entgiften.

Legen Sie nun die Hand auf Ihr Herz.
Atmen Sie in Ihr Herz hinein.

Zählen Sie bis drei, wenn Sie einatmen; zählen Sie bis sechs, wenn Sie ausatmen.

Sobald Sie spüren, Sie atmen wirklich in Ihr Herz, sagen Sie laut, wofür Sie dankbar sind. In jede Dankbarkeit atmen Sie hinein.
Halten Sie die Augen geschlossen.
Wofür sind Sie dankbar?
Was ist Ihnen bislang besonders gut gelungen?
Welche Erinnerung möchten Sie festhalten und in die Gegenwart mitnehmen?
Was macht Sie stark und einzigartig?
Seien Sie dankbar dafür!

Kapitel 2: Die zwei Gesichter der Angst

»Über Ängste redet man nicht. Ängste sind etwas für Jammerer, für Menschen in einer Opferhaltung. Überhaupt ist Angst eine höchst persönliche Angelegenheit, und die behält man am besten für sich.« – So und ähnlich lauten die Stereotype zum Thema Ängste.

Ja, Angst ist ein Thema, über das man nicht mit jedem spricht.

Es eignet sich nicht zum Small Talk. Selbst unter Freunden gibt man nicht gerne zu, was auf der Seele drückt, es könnte ja sein, dass ein mitleidiges Lächeln folgt. Ängstliche Menschen gelten als Bedenkenträger, als hypersensibel, als jemand, der Dramen in die Zukunft malt. Doch in der Tat: Wer Angst spürt, ist oftmals nicht neugierig, nicht kommunikativ, sondern lebt zurückgezogen in einer eigenen, sich stets verkleinernden Welt.

Ja, Angst kann einsam machen. Sie kann Karrieren verhindern oder Beziehungen zerstören, wenn sie wie Unkraut in der Seele wuchert.

Empfinden auch Sie Angst? Angst vor Höhe, vor Spinnen, Angst vor dem Sprechen in großen Gruppen? Kann es sein, dass diese Angst Ihnen dann das Herz bis zum Halse schlagen lässt, als sei Ihr Leben bedroht? Damit wären Sie nicht alleine. Schätzungsweise zwölf Millionen Menschen leiden in Deutschland unter einer Phobie, 60 Millionen sind es in Europa.[3] Unter Phobie verstehen wir eine Angststörung, die sich aus einer Krankheit oder einem Schicksalsschlag entwickeln kann. Manchmal allerdings greift sie wie aus dem Nichts um sich. Und wer sich ihr hingibt, der fühlt sich verzweifelt, orientierungslos, hilflos. Er verliert seine Normalität, wenn er dieser Angst mehr und mehr Raum gibt und sich selbst kaum noch einen

Radius, um sich zu bewegen. Am Ende kann die Angst vor der Angst einem Menschen die Lebenslust rauben. Dann ist es kaum mehr möglich, Leistung zu zeigen, Gelassenheit zu empfinden.

Als Michael Jackson starb, da titelte die Bild-Zeitung »Die Angst war sein Mörder« und traf damit diagnostisch ins Schwarze. Jackson fürchtete Ansteckungen, Berührungen, Worte in den Medien, den Jubel des Publikums. Er gelangte in eine Teufelsspirale der Angst, deren Zentrum die Vermeidung war. Er vermied, was den Alltag erfrischend und lebenswert macht: das Wohlgefühl, im eigenen Körper zu stecken. Zufrieden mit dem eigenen Aussehen zu sein. Die Umstände mit offenem Geist zu betrachten. Sich von unbegründeten Ängsten zu verabschieden. Natürlich war der King of Pop ein Extrembeispiel für das, was diese Emotion bewirken kann. Und doch will ich Sie in diesem Kapitel ermutigen, zu hinterfragen, ob Ihre Ängste real oder unbegründet sind. Denn auch in kleinen Portionen kann die unbegründete Angst Ihre Seele belasten. Und leider wissen wir in der Psychologie, dass auch diese kleinen Portionen wachsen, dass sie zunächst hintergründig wirken, um sich nach vorne zu schieben.

Wie sonst kommt es, dass Abiturienten für eine Prüfung monatelang büffeln, um dann vor einem leeren weißen Blatt zu sitzen? Sie haben Angst, in diesem einen Moment ihre Leistung nicht abrufen zu können. Sie haben Angst zu versagen. Wie sonst kommt es, dass auch der stärkste Bodybuilder auf einem Zahnarztstuhl sitzt und zittert? Er hat Angst vor dem Schmerz, und diese Angst ist größer als die Vernunft. Ängste, so kann ich aus meiner Praxis berichten, sind ein Thema, das die meisten Menschen belastet. Dabei sind Ängste bis zu einer gewissen Größe gesund! Sie schützen uns vor Unfug und bringen uns Sicherheit. Sie waren und sind durch alle Epochen der Evolution im Kopf des Menschen. Gut so, denn anders hätten wir nicht bis heute überlebt.

Lauf ums Leben

Seit Beginn der Säugetierzeit ist die Angst im Stammhirn verankert und dirigiert von dort bei Bedrohung in Sekundenschnelle ein Zusammenspiel aller lebensrettenden Maßnahmen. Dann lautet das Kommando: maximale Kraft! Die Muskeln werden extrem durchblutet. Hitze entsteht. Schweiß tritt aus. Das Herz beschleunigt seinen Schlag. Schneller Atem garantiert ein Plus an Sauerstoff. Die Darmtätigkeit wird heruntergefahren. Adrenalin und Noradrenalin fluten im Blut. Gedanken stoppen, im Kopf entsteht eine Leere. Die Kraft braucht Tempo – und sollte kein Kanal gefunden werden, dann setzt ein Muskelzittern ein. Körper und Seele verschmelzen in diesem Zustand. Es gibt auf keiner Ebene ein Zögern, einen Widerstand. Es gilt, effektiv und mit vollem Einsatz zu reagieren. Diese Reaktionen sind älter als die Menschheit, sie waren und sind auch den Tieren zu eigen. Aber richten wir unseren Blick auf die Zeit, als der Mensch vor rund drei Millionen Jahren begann, buchstäblich auf eigenen Füßen zu stehen. Da nämlich beschlossen unsere Ahnen, sich nicht mehr von Baum zu Baum zu hangeln, sondern aufrecht durchs Leben zu gehen. Diese Entscheidung brachte Gefahren mit sich. Plötzlich gab es Wildtiere, die unsere Vorfahren über die Steppe jagten. Es gab Angriffe aus dem Hinterhalt, eine Überlebensstrategie musste her! Und weil das Gehirn nur wenig differenziert war, bestand diese Strategie darin, das Leben durch Kraft oder Tempo zu schützen. Und als die Vorfahren zum Homo sapiens wurden, längst in Gruppen lebten, Hand- und Jagdwerkzeuge erfanden, als sie sogar das Fernweh plagte und sie sich vor rund 120.000 Jahren von Afrika aus aufmachten, die Erde zu entdecken, da nahmen sie ihre erlernte Angst mit. Auf ihrem Weg durch Wüste und Steppe und durch alle Jahreszeiten hindurch konnten sie sich auf ihre Fähigkeiten verlassen, blitzschnell zu reagieren. Drei Reaktionen kannte ihre Angst: Flucht, Angriff oder Totstellen, wobei Letzteres unter den damaligen Bedingungen sicherlich die traurigste

Entscheidung blieb. Und diese Reaktionen sind uns bis heute als Spielarten gegen die Angst geblieben.

Obwohl wir mittlerweile über mehr Volumen, Gewicht und Differenzierung im Gehirn verfügen, handeln wir in einer Angstsituation wie unsere Vorfahren. Auch wenn wir heute keinem Löwen auf der Straße mehr begegnen, auch wenn kein Wildtier uns auf dem Weg zum Bäcker die Reißzähne in den Rücken rammt, empfinden wir doch die Angst genau wie damals, als dieses Unheil noch wahrscheinlich war. An den Auswirkungen des Kommandos im Kopf »Achtung Gefahr!« hat sich nichts verändert. Noch immer schlägt dann das Herz rasend schnell, wird der Atem heftig, werden die Muskeln durchblutet, tritt Schweiß aus, versagt die Vernunft. Und doch würde ein Mensch ohne Angst wahrscheinlich nicht lange leben. Er wäre nicht achtsam, würde Gefahren falsch einschätzen und würde die Grenzen seiner Fähigkeiten nicht akzeptieren. Allerdings wird diese Angst seit Menschengedenken zur Last, wenn sie unbegründet ist. Und sie wird sogar zum Seelenleid, wenn wir diese unbegründete Angst pflegen, wachsen lassen und durch unser Verhalten chronifizieren. Unbegründete Ängste sind ein Fluch, denn sie minimieren den Radius, in dem wir uns bewegen, und lassen uns vor Chancen zurückschrecken.

Angstfrei geboren

Von Natur aus ist der Mensch mutig und positiv gestimmt, denn als Neugeborenes ist er noch keiner Gefahr begegnet. In einer naiven Weise denkt er, die Welt sei gut und ihm könne nur Glück geschehen. Das beweisen übrigens Beobachtungen von Babys. Sie schrecken vor Tiefen nicht zurück, eine glühende Herdplatte wirkt eher anziehend auf sie als abstoßend. Verbindet man zwei nebeneinanderstehende Wickeltische mit einer Glasplatte, dann wird ein krabbelndes Baby nicht am Rande des einen Wickeltisches stoppen, sondern versuchen, munter zum anderen zu gelangen. Und immer wieder passiert es, dass Kleinkinder auf glühende Herdplatten fassen, weil die Neugierde sie dazu treibt. Unser anfängliches Grundrauschen ist positiv gestimmt, die Welt ist gut, so die Annahme – bis uns ein erstes Leid, ein erster Schmerz widerfährt. Der Sturz vom Hocker: Dann wird die Höhe zur Gefahr. Der ängstliche Schrei der Mutter am Schwimmbeckenrand: Dann wird das Wasser zur Gefahr. Wir sammeln früh Erfahrungen mit der Angst, und je nach Intensität des Erlebten oder Bewertung der anderen lernen wir mehr oder weniger schreckhaft mit ihr umzugehen. Die Biologie unserer Angst baut sich im Kopf auf und verfestigt sich.

Und doch gibt es Menschen, die sind von Natur aus zurückhaltender und ziehen Sicherheit dem Abenteuer vor. Bei Tieren übrigens ist es anders. Eine kleine Maus, die nie zuvor eine Katze gesehen hat, wird flüchten. Ein Hase geht in Deckung vor dem Adler in den Lüften, er sucht ein Versteck unter Büschen. Und auch ein Rehkitz wird den Schutz des Waldes nicht aufgeben, denn in ihm steckt die tiefe Angst, jenseits dieses Terrains könne Katastrophales geschehen. Nur lernen diese Rehe langsamer und sind nicht in der Lage, aufgrund von Ratio zu entscheiden. Sie können nicht sagen, dass diese Straßenüberquerung den Tod bedeuten würde, sondern rennen orientierungslos den Autolichtern entgegen: angstgetrieben. Das hängt vermutlich mit der geringen Zahl von Neuronen im Reh-Cortex zusammen. Tiere können lernen; selbst Tauben, die gemeinhin als besonders dumme Vögel gelten, kann man gewisse Abläufe antrainieren. Aber das menschliche Gehirn besitzt quantitativ mehr und qualitativ unterschiedliche Neuronen. Es verfügt mit seinen einhundert Milliarden Nervenzellen über eine kaum vorstellbare Speicherkapazität. Jede Nervenzelle kann sich mit bis zu dreißigtausend weiteren vernetzen, eine Trillion Synapsen können entstehen. Es mag diese Dichte der Nervenzellen sein, die uns lernen und reflektieren lässt, uns die Fähigkeit gibt, uns selbstbewusst für neue Muster im Denken und Handeln zu entscheiden. Und genau das ist die gute Nachricht: Auch wenn niemand vor einer Angsterkrankung gefeit ist, kann sie dennoch umgeleitet und getilgt werden. Wir können neue Muster im Gehirn bauen und alte löschen. Deshalb ist es das Ziel, unbegründete Ängste frühzeitig zu erkennen und aufzulösen – bevor die Seele darunter leidet, bevor gedankliche Dramen im Kopf entstehen.

Die dunkle Seite der Angst

Ein Patient, nennen wir ihn Egon Brandt[4], machte eine beachtliche Karriere: Er stieg vom Referenten zum Abteilungsleiter bis ins obere Management eines Zulieferunternehmens der Automobilindustrie auf. Man schätzte seine Kompetenz, die er sich von der Pike auf angeeignet hatte. Ebenso erkannte man seine kreative Art, mit Problemen umzugehen. Vor sechs Monaten aber war es still geworden um Egon Brandt. Er hatte sich in sein Büro zurückgezogen, ließ sich entschuldigen, wenn sein Chef zum Meeting im zehnten Stock des Headquarters einlud. Und wenn es keine Möglichkeit zur Entschuldigung gab, dann betrat er den Raum mit gesenktem Kopf, setzte sich ans Ende des ovalen Besprechungstisches, kämpfte mit Schweißausbrüchen und Muskelzittern. Seit nunmehr acht Wochen ist Egon krankgeschrieben. Überarbeitung, so lautet die Diagnose des Internisten, der ihm empfahl, eine psychologische Beratung in Betracht zu ziehen. So meldete sich Egon Brandt in meiner Praxis, und wir vereinbarten einen ersten Termin.

Ich erinnere mich gut daran, wie Egon an die Tür klopfte. Auf meine Bitte, hereinzukommen, reagierte er nicht. Stattdessen öffnete er die Tür sehr vorsichtig, tat dann einen Schritt zurück. Er ließ seinen Blick über meinen Schreibtisch bis zum Fenster schweifen und weiter bis zur geöffneten Balkontür. Dann riss er die Augen auf, ließ die Türklinke los. Auf meine Frage, was ihm Angst mache, antwortete er, es sei die offene Balkontür, ob ich die schließen könne, bevor er eintrete. Das tat ich. Er entspannte sich. Später erklärte ich ihm, dass er bereits in diesem ersten Moment unserer Begegnung sein Problem sichtbar gemacht habe, und er nickte. Ja, das wisse er, er habe Höhenangst, die sich seit Monaten steigere. Schon immer habe er darunter gelitten und nun werde die Angst zur Panik. Auf meine Frage, wie er damit umgehe, sagte er: »Ich meide Höhe, Abgründe, ich betrete kein Zimmer mit einem offenen Ausgang zum Balkon.«

Sein Verhalten ist typisch für Angstpatienten. Sie versuchen unbewusst, ihre Seele zu schützen, indem sie Angstmomente meiden. Nur generiert diese Taktik einen hohen Preis: Der Radius der Bewegungen wird kleiner. Als ich Egon diese Konsequenz erklärte, da sah er traurig aus. Er bestätigte das und antwortete: »Ich bin nicht mehr der Macher in meinem Leben. Ich bin nur noch angstgesteuert.« Dabei sackte der kräftige Mann in sich zusammen. Es war offensichtlich, wie mein Patient unter dieser Situation litt – und ihr hilflos gegenüberstand. Seine Angst war mächtiger als der Wille, sie zu überwinden. Er hatte evolutionsbedingt die Reaktion der Flucht gewählt. Er mied die Gefahr. Er hatte sich entschieden, Räume mit offener Balkontür zu meiden. Denn sobald Egon einen Raum mit offener Balkontür betreten soll, schüttet sein Körper im Höchstmaß neuronale Transmitter aus, die genau die Stressmerkmale erzeugen, die wir in Lebensgefahr durchleiden. Für Egon war es, als wäre der Löwe der Steppe im Ansprung, bereit, ihn mit Haut und Haaren zu zerreißen.

Am Ende sagte Egon, er fühle sich hilflos und ohne eine Idee für eine Lösung, dabei sei doch bislang das Finden kreativer Ansätze seine Stärke gewesen. »Mir ist das alles so verdammt peinlich. Ich will, dass es aufhört.« Ich nickte und sagte: »Angsterkrankungen gehören zu den Erkrankungen in der gesamten Medizin, die am effektivsten behandelt werden können.« Als er mich überrascht ansah, fragte ich ihn, ob er als Kind die wunderbare Geschichte von Michael Ende gelesen habe, »Jim Knopf und Lukas der Lokomotivführer«.[5] Er schüttelte den Kopf, und ich stellte ihm Herrn Tur Tur, den Scheinriesen, vor. Herr Tur Tur ist ein geselliger, liebenswerter – und einsamer Mann. Denn von Weitem betrachtet wirkt er überdimensional groß. Dieser Anblick flößt den Menschen Angst ein. Sie meiden ihn. So zieht sich Herr Tur Tur in die Wüste »Das Ende der Welt« zurück, denn Menschen zu erschrecken, das hatte er nie im Sinn. Als Jim und Lukas sich in dieser Wüste verfahren, da erschrecken auch sie vor dieser übermächtigen Gestalt, die dort hockt. Aber Lukas ermuntert Jim, genauer hinzusehen, trotz der vermeintlichen Gefahr nicht panisch zu werden. Sie fahren mit Emma, der Lokomotive, auf den Riesen zu und halten ihre Angst in Schach. Und mit jedem Meter, den die beiden sich annähern, verliert Herr Tur Tur seine Größe, bis er auf Normalmaß schrumpft und die beiden herzlich empfängt. – Das ist das Wesen der Angst: Umso weiter wir zurückweichen, desto größer erscheint sie. Und umgekehrt gilt, dass sie ihre Bedrohung verliert, je beherzter wir auf sie zugehen.

Egon Brandt wusste, dass sich unter dem Balkon meines Arbeitszimmers ein aufgeschüttetes Blumenbeet befindet. Und er wusste, dass er, ohne sich zu verletzen, vom Balkon hinunterspringen könnte. Egon Brandt wusste auch, dass seine Angst rational unbegründet war. Dennoch spürte er sie in allen Facetten, als sei der Balkon im zehnten Stock angebracht und das Geländer baufällig.

Zunächst erklärte ich ihm das Wesen der Angst, die eine Vermeidung der Situation nach sich zieht, denn Vermeidung ist Flucht. Ihr folgen Rückzug, Sorgen und Einsamkeit. Man will Gefühle verstecken, fürchtet sich vor dem Unverständnis der anderen – und vergrößert die Angst. Egon Brandt schwieg und hörte zu. Dann hatte er verstanden: »Aha, dann ist also das Vermeiden mein Problem und nicht die Angst.«

Wir überlegten gemeinsam, wie seine persönlichen Strategien der Vermeidung aussahen. »Was unternehmen Sie konkret, um die Angst zu lindern?«, fragte ich ihn – und er verstand. »Ich muss mich der Angst stellen, wie Jim und Lukas auf Herrn Tur Tur zusteuern.« Er seufzte, schloss eine Weile die Augen. Dann stand er auf. »Gut, ich bin bereit«, sagte er, und wir traten auf den Balkon, berührten das Geländer, beugten uns leicht nach vorne. Egon perlte der Schweiß auf der Stirn. Er hielt es aus, beugte sich noch ein kleines Stück weiter nach vorne – und dann geschah etwas, was mich auch nach dreißig Jahren Praxis noch immer fasziniert: Seine Angst ließ nach. Es dauerte nicht länger als eine halbe Stunde – und die Angst war ein Stück überwunden. Er lächelte. »Bleiben wir dran«, munterte ich ihn auf, »malen wir uns das schlimmste Szenario aus, das nun passieren könnte.« Egon schluckte, antwortete: »Was wäre, würde das Geländer wegbrechen?« Wieder beugten wir uns vor, und ich wiederholte diesen Satz: »Stellen wir uns vor, das Geländer würde wegbrechen.« Kurz kam die Angst zurück, aber nur für wenige Sekunden. Dann bewegte sich Egon über den Balkon, mal freihändig, mal das Geländer berührend. »Davor hatte ich eben noch Angst?«, fragte er und wiederholte diesen besonderen Spaziergang auf dem Balkon. Seine Schritte wurden größer, die Haltung lockerer. Ich riet ihm, diese Erfahrung zu wiederholen, auch höher gelegene Balkone zu betreten.

Unbegründete Ängste frühzeitig benennen

Fragen Sie sich, ob Ihre Angst real ist oder unbegründet. Bei einer real begründeten Angst sollten Sie selbst Maßnahmen ergreifen, um die Angstquelle auszuschalten, oder Sie sollten sich eine Experten-Unterstützung suchen.

Bei einer unbegründeten Angst überprüfen Sie die folgenden Punkte:

- Lassen Sie sich im Alltag unnötig einschränken?
- Vermeiden Sie Situationen, die die Angst auslösen?
- Ziehen Sie sich zurück und werden Sie immer einsamer?
- Belastet die Angst Ihre Seele so sehr, dass dies Ihr Denken, Fühlen und Handeln belastet?

Zu den realen Gefahren mit Konsequenzen für Körper und Seele zählen beispielsweise:

- Angst vor einem Unfall, vor einer Erkrankung wie Krebs, Demenz oder aktuell Angst vor einer Ansteckung durch das Coronavirus
- Angst vor dem Verlust des Arbeitsplatzes
- Angst vor einer Trennung nach einer Beziehungskrise
- Angst, bei Nacht durch eine dunkle, verlassene Straße zu gehen
- Angst vor der Höhe beim ungesicherten Klettern im Gebirge oder vor Engpässen ohne Halt
- Angst vor Gewitter oder Orkan bei Aufenthalt im Freien

Zu den unbegründeten Gefahren zählen beispielsweise:
- Angst vor dem Weltuntergang
- Angst vor Spinnen, die in unseren Breitengraden ungiftig sind
- Angst vor Erdbeben, die in hiesigen Gegenden nahezu nie geschehen
- Angst vor dem plötzlichen Tod
- Angst vor dem Einsturz einer Autobahnbrücke, über die Sie fahren
- Angst vor vergifteten Lebensmitteln aus dem Supermarkt

Ängste haben immer einen Ursprung. Es kann sein, dass sie ein Symptom darstellen, oder lediglich die Begleiterscheinung eines körperlichen oder seelischen Leidens sind, wie Krankheit, Sucht, Depression, Zwangsstörung, Verhaltensstörung, soziale oder spezifische Phobien. Hier rate ich Ihnen, einen Experten aufzusuchen, um die Quelle der Angst zu finden.

Manchmal aber ist die Angst selbst der Grund für das Leid. Dann hat sich aus einer realen oder unbegründeten Angst eine Phobie entwickelt. Plötzlich ist es nicht mehr möglich, sich in einer Menschenmenge aufzuhalten. Man meidet öffentliche Plätze oder besteigt kein Flugzeug mehr. Man geht nicht mehr allein in ein Restaurant oder auf Reisen. Man zieht sich zurück aus dem, was wir normales Leben mit Freuden und Herausforderungen nennen. Vier Anteile der Angst greifen dann ineinander und können dauerhaft sogar Ihre Persönlichkeit verändern:

1. Körperlich: Ihr Herz rast, Sie schwitzen, Ihr Atem wird flach und schnell.
2. Gedanklich: Sie bringen sich selbst in eine Paniksituation, indem Sie die körperlichen Anteile noch befeuern. Sie denken: »Es wird ein Unglück passieren.« »Ich muss hier raus.« »Das ist mein Ende.«
3. Gefühlsmäßig: Sie landen in der Verzweiflung. Sie sagen sich: »Ich fühle mich so hilflos.« »Ich weiß nicht weiter.«
4. Und aus dieser Summe der körperlichen, gedanklichen und emotionalen Details kennen Sie nur einen Ausweg: zu flüchten und zukünftig diese und ähnliche Situationen zu vermeiden.

Für Menschen, die in dieser Teufelsspirale der Angst landen, ist es kaum mehr möglich, zwischen der realen Gefahr und der unbegründeten Angst zu unterscheiden. Im Gegenteil: Die Angst kann sich bis zur Panik steigern. Daher kann der folgende Selbsttest wie ein erstes Korrektiv wirken. Er konfrontiert Sie mit Ihrer eventuellen Vermeidungshaltung. Wer je unter einer Spinnenphobie litt, der legte sich an keinem einzigen Abend ins Bett, ohne zuvor jeden Zentimeter des Zimmers abzusuchen. Wer je unter einer Reinlichkeitsphobie litt, der traute sich nie, eine Klinke der Kaufhaustür mit nackten Fingern zu berühren. Zu groß wurden die Dramen im Kopf, was daraus im schlimmsten Fall entstehen könnte. Durchbrechen Sie diese mentale Steigerung. Malen Sie keine Worst-Case-Szenarien. Das Leben geht meistens gut aus! Hoffnung ist die Emotion, die mehr wiegt als die Verzweiflung.

SELBSTTEST: GEFÜHLE DER ANGST

Beantworten Sie die folgenden Fragen spontan und intuitiv. Immer, wenn Sie mit Ja antworten, kreuzen Sie das entsprechende Kästchen an:

- ☐ Denken Sie mindestens die Hälfte des Tages über Ihre Ängste nach?
- ☐ Geraten Sie manchmal in Panik, wenn Sie über Ihre Angst nachdenken?
- ☐ Empfinden Sie die typischen Zeichen von Angst wie Muskelzittern, Beschleunigung des Herzschlages, Schwitzen, wenn Sie an Ihre Angst denken?
- ☐ Haben Sie Verspannungen im Nacken- und Schulterbereich?
- ☐ Werden Sie von plötzlicher Unruhe befallen, können nicht mehr stillsitzen und sich auf Ihre Arbeit konzentrieren?
- ☐ Leiden Sie unter Schlaflosigkeit?
- ☐ Passen Sie Ihren Alltag an Ihre Angst an, indem Sie Gefahrensituationen vermeiden?
- ☐ Unterdrücken Sie Ihre Angst mit Alkohol oder Beruhigungsmitteln?
- ☐ Erzeugen Sie durch Ihr Verhalten Unmut und Unverständnis in der Familie, im Freundeskreis oder im Job?
- ☐ Empfinden Sie Traurigkeit über Ihr Verhalten, stimmt Ihre Angst Sie gar depressiv?
- ☐ Kommt Ihnen manchmal der Gedanke, nur der Tod könnte Sie von Ihrer Angst erlösen?

Fazit: Wenn Sie drei oder mehr Sätze angekreuzt haben, weil sie Ihrem Denken, Fühlen und Verhalten entsprechen, befinden Sie sich in einem Angstszenario, das Sie nur schwer selbst verlassen können. Suchen Sie sich professionelle Hilfe. Mit wenigen Therapiestunden werden Sie Ihren Angstbogen durchbrechen. Sie müssen die Folgen Ihrer Angst nicht allein tragen. Im Gegenteil. Sie können sie bereits in wenigen Behandlungsstunden ablegen und leichter durchs Leben gehen.

Panik aus dem Nichts – und zwei Techniken zur Lösung

Ängste sind nie trivial. Sie sind ein ernst zu nehmendes Phänomen und bedürfen der Spurensuche. Meist entdecken wir sie als Überbleibsel schlechter Erlebnisse, Enttäuschungen, Schicksalsschläge. Auch ständige Ermahnungen durch andere können ein Grund für das Entstehen der Angst sein. Sogar eine Szene eines Thrillers im Kino oder das Lesen eines spannenden Buches können ein Ursprung für ein zunächst diffuses ungutes Gefühl sein, das sich im Laufe der Zeit bis zur Panik steigern kann. Meist können Menschen den Auslöser ihrer Angst genau benennen. Nur haben sie es versäumt, früh genug dagegen anzusteuern und der Vernunft den Vorrang zu geben. Sie wissen, dass ihr Verhalten für andere nicht nachvollziehbar ist – und finden doch keinen Ausweg aus ihrem Leidensdruck. Einer meiner Patienten, ein erfolgreicher Anwalt, war nicht in der Lage, Klebriges anzufassen. Dann vibrierten die Muskeln seines rechten Arms, der Atem wurde schnell und flach. Eine Mutter wischte ihrem Baby unentwegt den Mund ab, aus Angst, es könnte an Bakterien erkranken. Ein junges Mädchen litt unter der Angst, sich zu übergeben. Der Anwalt vermied mittlerweile jegliche Berührung von fremden Gegenständen. Die junge Mutter verließ das Haus kaum mehr. Die Jugendliche verweigerte die Nahrung. Sie alle litten enorm unter diesen Zuständen, verzweifelten an diesen selbst diktierten Umständen.

In der Therapie erkläre ich den Patienten, dass Ängste wirklich jeden treffen können. Es gibt kein Charakterprofil und keine Vorhersage aufgrund von besonderen Persönlichkeitsmerkmalen. Zwar erkennen wir bei Menschen den unterschiedlichen Grad an Mut und Positivität dem Leben gegenüber, aber doch sind auch mutige und positive Menschen nicht vor Angstattacken gefeit. Weder Alter noch Bildung oder Talent kann je eine generelle Abwehr aufbauen. Es kann ausreichen, mit dem Flugzeug in heftige Turbulenzen zu geraten oder einen

Unfall im Straßenverkehr zu erleben. Ein Einbruch in das eigene Refugium, ein Sturz von der Leiter bei der Hausarbeit, eine ernsthafte Krankheit, ein Trennungsschmerz, der Verlust eines nahestehenden Menschen – und die Angst sitzt eiskalt im Nacken! Von dort wandert sie ins Gehirn, krallt sich in den Gedanken fest. Im Weiteren sendet sie Signale an den Körper, nimmt negativen Einfluss auf die Gefühle.

Ängste aus berechtigten Gründen schützen uns vor einer Gefahr. Sie sind Warnsignale und wirken wie ein Stoppschild. Niemand würde eine holzige morsche Hängebrücke auf einer Wanderung überqueren, denn sie könnte vielleicht die Last nicht halten. Sie tun gut daran, auf Ihre Angstsignale zu hören. Niemand würde sich mit Freunden zur Pilzsuche verabreden und später Spaß beim gemeinsamen Kochen empfinden, ohne sicher zu sein, dass ein Kenner in der Runde die Pilze genau identifiziert. Es gibt Gründe für Ängste, dann ist tatsächlich Vorsicht geboten. Anders sieht es bei unberechtigten Ängsten aus. Sie stehen nicht im Zusammenhang mit der konkreten Gefahr. Sie sind Szenarien im Kopf und werden körperlich empfunden, als seien sie realistisch. Solche Ängste können zu einer Störung führen und die Persönlichkeit verändern. Sie schwächen die Seele und machen die eigene Welt klein und kleiner. Wir sollten sie ernst nehmen! Ich halte wenig davon, wenn Ihnen Partner und Freunde, denen Sie sich anvertrauen, Sätze sagen wie: »Das wird schon wieder« oder »Lächle dir im Spiegel zu und pack die Dinge an« oder »Denk positiv«. Solche Sätze perlen ab wie Wasser von der Lotusblüte.

Aus psychotherapeutischer Sicht hilft Ihnen die Konfrontation mit Ihrer Angst. Ihr Therapeut wird sich hier zwischen zwei Geschwindigkeiten entscheiden:

1. Flooding, als die effektivste Methode der Konfrontationstherapie;
2. gestufte Reizkonfrontation.

Beide Therapien eignen sich nicht für den Alleingang. Sie bauen darauf, dass Sie sich ohne Wenn und Aber Ihrer Angst in Gegenwart eines Experten stellen. Das erfordert Mut. Frage ich Angstpatienten, was passieren würde, würden sie in ihrer Angstsituation festgehalten, so antworten sie: »Dann werde ich ohnmächtig.« »Dann sterbe ich.« Ich gebe dann zu bedenken, dass unsere Vorfahren in der Steppe von fressbegierigen Löwen angegriffen wurden. Wären diese toughen Männer ohnmächtig geworden, die Menschheit wäre nicht zum Wunder der Evolution aufgestiegen. Zum Glück rannten oder kämpften die Vorfahren, ließen sich von ihrer Angst nicht lähmen, sondern blieben in der Situation, um eine adäquate Entscheidung zu treffen. Sie hielten den Schwellpunkt der Angst aus. Diesen Schwellpunkt zu erreichen – und auszuhalten –, das ist das Ziel der Konfrontationstherapie. Sie lehrt die Einsicht: Ich kann die Angst aushalten – dann verschwindet sie. In der Therapie haben sich zwei Ansätze durchgesetzt.

FLOODING – REIZÜBERFLUTUNG IN REINFORM

Das Flooding ist eine Form der Reizüberflutung: Die Patienten setzen sich nach einer mentalen Vorbereitung dem stärkstmöglichen Angstreiz aus, den sie sich vorstellen können. Es gibt keine vorsichtige Annäherung. Sie springen quasi aus dem Stand ins kalte Wasser. Sie begegnen ihrer Angst mit Wucht – und erfahren, dass die Schreckgebilde im Kopf kein Drama nach sich ziehen. Egon Brandt hätte nach dieser Art der Therapie seine Angst vor dem Balkon nicht im Hochparterre überwunden, sondern ich hätte ihn mit einem Balkon an einem hohen Turm konfrontiert.

Rufen Sie bitte an dieser Stelle Ihre Angst auf. Stellen Sie sich vor, Sie werden jetzt, in dieser Sekunde mit ihr konfrontiert.

Fragen Sie sich:
Ist meine Angst berechtigt?

Fragen Sie sich weiter:
Was wäre das schlimmste Szenario?

Bei klaustrophobischer Angst mag es das Betreten des Aufzugs in einem Kaufhaus zur hochfrequentierten Zeit am Samstagnachmittag sein. Er ist voller Menschen, die Luft in der Kabine ist stickig. Die Tür schließt sich, der Aufzug setzt sich in Bewegung. Dann bleibt der Aufzug plötzlich stecken.

Oder bei Flugangst: Sie sitzen in einem Flugzeug, die Stimme der Stewardess gibt eine Warnung durch, man erwarte Turbulenzen, und in diesem Moment wackelt das Flugzeug, stürzt durch ein Luftloch einige Meter tiefer. Die Lichter flackern, die Türen der Gepäckablagen springen auf. Ihr Sitznachbar schreit auf.

Oder bei Angst nach Unfällen: Sie hatten vor einem halben Jahr das Pech, dass Ihnen auf der Autobahnbrücke ein Fahrer in die Seite fuhr. Er sah nicht in den Spiegel, setzte keinen Blinker – völlig unerwartet scherte er aus, riss Sie in diesen Unfall, bei dem Sie mit einem Schrecken und hohem Blechschaden davonkamen. Seither meiden Sie Autobahnbrücken. Stellen Sie sich vor, Sie fahren in Urlaub, immer gen Süden, vor Ihnen die Kochertalbrücke der A6: 185 Meter hoch, mehr als einen Kilometer lang, unter Ihnen Felder, Bäume, sanfte Hügel. Ihnen wird schwindelig, die Fahrbahn vor Ihnen verschwimmt. Wenn Sie weiterfahren, so Ihr Gedanke, verlieren Sie den Boden, Sie werden schweben, keine Sicherheit. Hinter Ihnen drängeln Autos. Sie drosseln die Geschwindigkeit, ein Fahrzeug hupt, ein anderes blinkt. Sie wissen, Sie müssen fahren, weiter geradeaus, der Brücke entgegen.

Fazit: Flooding bedeutet, die Angst mit dem größtmöglichen Reiz zu triggern und auszuhalten.

Es gibt Patienten, die eine Konfrontation mit der maximalen Angst ablehnen. Sie haben eine innere Barriere, diese Technik auszuführen. Dann rate ich zu einer schrittweisen Graduierung. Hier geht es um das Herantasten und um Desensibilisierung. Wie in der Geschichte von Jim Knopf und Lukas dem Lokomotivführer nähern Sie sich aus der Distanz, verringern diese Schritt für Schritt und erfahren: Mit jedem Schritt halten Sie Ihre Angst ein wenig leichter aus. Die Angst wird zum Scheinriesen. Aus der Nähe betrachtet ruft sie gar ein Lächeln hervor, weil sie harmlos und haltlos wirkt.

REIZKONFRONTATION – DESENSIBILISIERUNG

Bei dieser Technik geht es um ein langsames Annähern an die Angst.

- Nehmen Sie bitte Ihr Notizbuch zur Hand und schreiben Sie auf, welche Situation Ihnen ein wenig Angst macht. Bei Egon Brandt war es der Haushaltstritt.
- Als Nächstes schreiben Sie auf, was Ihnen etwas mehr Angst bereitet. Bei Egon Brandt war es die Haushaltsleiter.
- Fahren Sie fort, bis Sie zu der Situation kommen, die Ihnen die meiste Angst bereitet. Egon Brandt schrieb die Besucherplattform des Funkturms in Berlin auf.

Fragen Sie sich:
Wie fühle ich mich, wenn ich diese einzelnen Szenen betrachte?

Welche Reaktionen rufen die Bilder in mir hervor?

- Machen Sie eine Pause bis zum nächsten Tag.
- Bringen Sie sich wieder durch Atmung und Muskelentspannung in einen Zustand der Gelassenheit.
- Rufen Sie Ihr Angstbild zurück und nähern Sie sich diesem Reizpunkt der Angst, bis Sie sich mitten in der gefürchteten Situation befinden. Wie lange auch immer Sie für dieses Ankommen in Ihrer Angst benötigen, es ist gut.
- Forcieren Sie nichts. Lassen Sie sich Zeit, gehen Sie in Ihrem eigenen Rhythmus voran.

Bei Angst vor Spinnen: Schon das Reden über Spinnen macht Betroffenen Angst. Noch schwieriger wird es, eine Dokumentation zu Spinnen anzusehen. Überwindung kostet es, in einer Zoohandlung die Spinnen durch ein Glas zu beobachten. Die nächste Stufe der Reizkonfrontation ist es, sich der Spinne an der Wand der Garage zu nähern. Und der letzte Schritt? Die Spinne krabbelt über den Unterarm und Sie bleiben gelassen.

Mein Appell lautet: Nehmen Sie Ihre Ängste ernst.

Wenn sie *berechtigt* sind, seien Sie dankbar, dass Ihre Sinne sensibel reagieren. Und entscheiden Sie sich, genau den Situationen zu begegnen, die Ihnen Angst machen.

Wenn sie *unberechtigt* sind, dann setzen Sie sich bitte nicht in einen Sessel, um zu warten, bis die Attacke vorüberzieht. Denn Ruhe macht die Sache schlimmer. Tun Sie stattdessen das, was unsere Vorfahren taten, wenn der Löwe auf sie zusprang. Bleiben Sie nicht stehen, bewegen Sie sich, geben Sie der Angst ein Ventil, wie die Evolution das vorsieht. Erinnern Sie sich? Angriff oder Flucht sind die Reaktionsmuster der Menschheit. Also boxen Sie in ein Kissen oder laufen Sie auf der Stelle oder durch den Park oder das Treppenhaus. Bewegung baut Stresshormone ab.

Kapitel 3:
Zurück zur Pureness

Als ich dieses Kapitel plante, überholte mich die Zeit. Ich wollte für Sie Bilder in Worten malen, die von einer Besinnung auf das Wesentliche im Leben erzählen. Von der Freude, sich mit einem guten Buch in der Hand in eine Welt der Fantasie locken zu lassen. Von einem Spaziergang in der Natur und dem Impuls, einen der alten knorrigen Bäume zu umarmen und für einen Moment die Stille dieser Energie in sich aufzunehmen. Ich wollte schreiben vom Wert des Verzichts auf Nikotin, Alkohol, Süßes und auch über das Staunen, wenn Ihre Geschmacksnerven wieder Salziges, Saures, Bitteres bewusst erfahren. Ich wollte Ihnen erklären, wie wunderbar der Rückzug in sich selbst sein kann, um der leisen inneren Stimme zu lauschen. Und dann kam der Lockdown. Das Virus SARS-CoV-2 verdonnerte uns zu einer Isolation in den eigenen vier Wänden. Zwang uns geradezu auf, uns mit dem Wesentlichen zu befassen; für die meisten waren es Fragen rund um Gesundheit, finanzielle Sicherheit und die Aufrechterhaltung sozialer Kontakte. Und mir wurde klar, Sie würden sich nicht davon überzeugen lassen, dass Verzicht nun das Mittel wäre, um glücklich zu sein. So wurde Pureness zu einer unattraktiven Angelegenheit. Und ich fragte mich, ob ich wirklich dieses Kapitel schreiben sollte. Ich habe mich dafür entschieden, denn der Verzicht in guten Tagen macht die Seele in der Krise widerstandsfähig.

Zunächst aber traf uns völlig unerwartet die politische und medizinische Auflage, auf Liebgewonnenes zu verzichten. Geschäfte, Theater, Konzerthäuser, Museen, Fitnessstudios wurden geschlossen. Partys, Treffen, Besuche wurden verboten. Am Abend galt mancherorts eine Sperrstunde und ein Alkoholverbot. Masken im Gesicht schränkten das Gefühlsfeld ein: kein Flirten, kein mimischer Ausdruck von Humor mehr möglich. Wie schädlich für die Seele! Ich will die Vernunft dieser Maßnahmen während der Pandemie nicht zur Diskussion stellen. Sie waren vermutlich nötig, um das Infektionsgeschehen einzudämmen. Obwohl im modernen Europa die Erfahrung mit solcherart Pandemie fehlte, haben Politiker und Virologen doch schnell und adäquat reagiert. Nur das Leiden der Seele haben sie kaum beachtet, denn sie mag keine Isolation und wird dann traurig. Sie ist darauf angewiesen, mit geliebten Menschen zusammen zu sein, sich an den schönen Künsten zu erfreuen. Sie schätzt das Eintauchen ins pralle Leben und auch Planungssicherheit; all das mag die Seele – und es wurde ihr quasi über Nacht verwehrt.

Manche meiner Patienten fragten zu Beginn des Lockdowns, wie sie möglichst gesund durch diese Wochen, gar Monate kommen könnten. Sie kamen im Homeoffice nicht zurecht, und plötzlich wurden die eigenen vier Wände zu eng. Die Familienmitglieder lebten rund um die Uhr zusammen, es gab kaum Rückzugsmöglichkeiten. Wo sonst ein Fluchtweg bei Überreizung in der Familie offenstand, gab es nun die geschlossene Tür. Und als ein erster Aufschrei durch die Medien ging, weil häusliche Gewalt während des Lockdowns zunahm, wunderte ich mich nicht darüber. Man rief nach Experten, nach einer Antwort, um dieses hässliche Problem zu lösen. Man kam mit Mikrofon und Kamera in meine Praxis und dachte, ich hätte einige Sätze parat, vielleicht sogar eine Formel, wie das Virus vor der Seele zu stoppen wäre. Hatte ich nicht! Denn mittlerweile lagen Untersuchungen vor, dass rund 60 Prozent der Deutschen unter den Zuständen litten.[6] Die Krankenkassen meldeten ein Anwachsen der Zahl depressiver Patienten. So war meine Antwort auf die Frage, wie Menschen mental stark durch diese Krise kommen könnten, schlichtweg: Nehmen Sie die Krise an. Reden Sie nichts schön. Üben Sie sich bewusst im Verzicht. In diesem Moment sind Sie nicht länger das Opfer. Sie halten aus – und nehmen die Stille, den Verzicht, das Zurückgeworfensein auf sich selbst einfach an. Sagen Sie sich: Die Situation ist ernst! Mit dieser Haltung werden Sie nicht zum Opfer. Sie bleiben in Ihrer Mitte, und dort werden Sie Lösungen finden, die Sie über diese schwierige Zeit retten. Ich hätte mir damals einen publikumsstarken Kanal für einen Podcast gewünscht, der nicht nur die Erkenntnisse der Virologen täglich beleuchtet, sondern die Seele in dieser schweren Zeit der Isolation begleitet. Es gab ihn nicht, da man auf Auswirkungen auf die Seele zu spät reagiert hat. Man hätte den Menschen raten sollen, diese Zeit des Verzichts als etwas Herausforderndes zu betrachten, als etwas, das die Seele wieder atmen lässt, wenn wir bewusst und vorsichtig diese Situation gestalten.

Fazit: Die Seele geht aus einer Krise gestärkt hervor, wenn wir nicht schwarzmalen, sondern diese schwierige Phase wie einen Übergang auffassen, an dessen Ende eine reiche Erfahrung steht. Das Schicksal können wir nicht ändern. Aber es liegt in unserer Hand, wie wir damit umgehen.

Abwenden von der Fülle

Als sich während der Pandemie die erste Orientierungslosigkeit gelegt hatte und das einsame, eingeschränkte Leben über Monate zum Standard wurde, geschah etwas Verblüffendes: Die Stimmen, die sich anfangs über die Veränderungen im Alltag beschwert hatten, wurden plötzlich leiser. Wo anfänglich Nervosität herrschte und der Plan für neue Wege fehlte, entstand sehr langsam etwas Neues. Die Rebellion machte der Reflexion Platz. Patienten erzählten mir, dass sie Yoga für sich entdeckt hätten, dass sie jeden Tag mit einer Achtsamkeitsmeditation beendeten. Andere fanden es berührend, mit den Kindern wieder auf dem Teppich zu liegen und Türme aus Bauklötzen zu bauen. Wieder andere erzählten, dass in ihnen eine Sehnsucht nach der Natur erwacht sei, dass sie auf den Spaziergängen Bäume berührten, Wolken beobachteten, dass sie tief beeindruckt waren von den Veränderungen der Natur, die vom Winter in den Frühling überging. Wieder andere schwärmten geradezu von den an sich selbst entdeckten Fähigkeiten zu kochen und zu backen, der Ernährung einen anderen Stellenwert zuzusprechen. All das sind kleine Momente, kleine Entscheidungen, die eine ungeheure Wirkung auf die Seele ausüben. Und aus diesem Grunde will ich Ihnen doch vom Wert des Verzichts erzählen.

Oft sind wir in einem Gewohnheitstrott gefangen, auch in völlig normalen Zeiten. Wir haben uns die Tage nach Plan eingerichtet: aufstehen, frühstücken, duschen, arbeiten. Zur Zerstreuung gehen wir ins Fitnessstudio, ins Kino, ins Restaurant, in die Kneipe, treffen Freunde. Und wenn wir eine Sehnsucht nach einem Highlight haben, dann treffen wir noch mehr Freunde, gehen öfter ins Restaurant oder in die Kneipe oder planen eine Reise, die weiter in die Ferne führt als alle bisherigen. Nur: Mehr vom Gleichen hat noch niemanden glücklich gemacht. Es ist erst der Verzicht, der Ihnen den Blick für die besonderen Momente wieder öffnet. Fragen Sie sich bitte einmal: Gibt es etwas, das Sie für eine Weile von Ihrem Plan streichen könnten? Überlegen Sie gut! Auch Liebgewonnenes kann zum Energiefresser werden, kann Ihre Seele belasten.

Kann es sein, dass Ihr Müsli zu zuckrig ist, aus einem Glas Wein längst zwei am Abend geworden sind? Oder kann es sein, dass Sie über Zeitnot klagen und doch jeden Tag zu viel Zeit vor dem Fernseher oder in geneigter Haltung über dem Smartphone verbringen? Wie oft haben Sie das ungute Gefühl, nicht genug Zeit mit Ihren Kindern zu verbringen oder nicht oft genug mit Ihrem Partner zu reden – um doch abends hinter dem Rechner zu verschwinden und E-Mails zu checken und soziale, virtuelle Netzwerke zu pflegen?

Ihre Seele will hin und wieder entgiftet werden durch eine Rückkehr zur Pureness.

Der Wert des Verzichts

Verzicht setzt Willensstärke voraus. Auf diesen Wert bauen die Religionen dieser Welt, wenn sie ihre Anhänger zur Mäßigung ihrer Angewohnheiten aufrufen: Kein Fleisch, keinen Alkohol, nichts Süßes heißt es dann für den Christen vierzig Tage lang.

Im Islam verzichten die Gläubigen während des einmonatigen Ramadan zwischen Sonnenaufgang und -untergang auf Nahrung. Im Judentum gibt es den Tag der Versöhnung und andere Tage des Verzichts auf Nahrung, Wasser und Körperpflege. Viele Buddhisten nehmen täglich ab dem Mittag keine Mahlzeiten mehr ein. Und in der Passionszeit findet das Fasten für Anhänger der orthodoxen Kirche statt. Hinter all diesen Riten steht nicht nur die Enthaltsamkeit, sondern auch der tiefe Sinn, die Seele von den Lasten des übermäßigen Konsums zu befreien. Nun halte ich nicht viel von zeitlich diktierten Fastentagen. Es mag sein, dass Sie sich zu diesen Zeiten nicht gut fühlen, dass Sie gestresst sind und ein Verändern des gewohnten Tagesablaufs Sie endgültig in die Erschöpfung führen würde. Verzicht, so meine Meinung, ist eine individuelle Entscheidung. Aber immer ist er ein faszinierendes Mittel, um den Kontakt zur Seele nicht zu verlieren. Das bedarf einer uneingeschränkten Konzentration auf das Wesentliche – und damit eines Abstands von den Herausforderungen des Alltags.

Pureness für eine Weile kann die Stressspirale durchbrechen. Sie streichen überflüssige Aktivitäten von Ihrem Tagesplan. Plötzlich haben Sie mehr Zeit und mehr Energie, wenn Sie einige Routinen von Ihrem Tagesplan streichen: Statt ins Fitnessstudio zu gehen, joggen Sie an der frischen Luft oder praktizieren Kraftübungen mit Kurzhanteln zu Hause. Statt Wein und Kaffee trinken Sie Kräutertee und Wasser. Statt Ihre Zeit in den sozialen Medien oder für das Konsumieren von Serien zu verschleudern, greifen Sie zu einem guten Buch oder wenden sich mit voller Aufmerksamkeit Ihrer Familie zu. In den Büropausen gehen Sie spazieren oder essen Ihren selbst zubereiteten Salat, statt sich in der Cafeteria die Probleme der Kollegen anzuhören. Sie nehmen sich ganz einfach für einige Tage, einige Wochen aus Ihrer Routine heraus und spüren nach, was diese Veränderung in Ihnen bewirkt. Anfangs werden Sie nervös sein, übellaunig gar. Ein wenig wird Ihnen die Orientierung im Tag fehlen. Aber nach kurzer Zeit schon werden Sie sich wohlfühlen in Ihrer Pureness. Sie brauchen keine Stunden vor dem Fernseher mehr. Sie können leicht auf zuckrige, fettige Industriekost verzichten. Sie nutzen statt der Geräte im Studio Ihr eigenes Körpergewicht für ein Training.

Wenn die Seele sich reinigen darf von der Alltagsüberlastung, dann kann ein Gefühl von innerem Frieden entstehen. Als würden die vom Übermaß an Aufgaben und Angewohnheiten verstopften Poren wieder frei atmen können, nehmen wir wieder die kleinen beachtenswerten Dinge im Leben wahr. Dankbarkeit macht sich breit, die zuvor keinen Zugang zur Seele mehr gefunden hat. Und im Folgenden hören Sie die Sätze der anderen, die lauten: »Gut siehst du aus, irgendwie entspannt.« Das berichtete eine Patientin, deren Leben zu laut geworden war.

Eine Patientin, die wir hier Ute Reising nennen und die Assistentin der Geschäftsführung eines Pharmaunternehmens ist, zupfte nervös an ihrem Seidentuch, als sie sagte: »Tun Sie etwas, ich halte den Stress nicht mehr aus. Ich fühle mich leer.« Auf meine Frage, ob sie den Stress näher bezeichnen könne, antwortete sie: »Nein. Es ist alles. Alles wird mir zu viel: Im Job habe ich keine Minute für mich, ständig will irgendjemand irgendetwas und zwar sofort. Zu Hause habe ich ein schlechtes Gewissen meinem 16-jährigen Sohn gegenüber, weil ich oft gereizt bin und schlichtweg keine Lust habe, mich mit seiner Schule, seinem Liebeskummer, seinen Zukunftssorgen auseinanderzusetzen. Verstehen Sie? Es ist mir zu viel.« Sie betonte die letzten Worte auf jeder Silbe, und auf ihrer Stirn vertiefte sich die Zornesfalte. Im Folgenden erwähnte sie, dass sie vor ein, zwei Uhr nachts nicht einschlafe, da sie sich Vorwürfe mache, nicht gut genug zu funktionieren, und morgens stehe sie wie gerädert auf. »Die Tage entgleiten mir. Ich weiß, ich müsste noch schneller, noch effizienter werden, aber ich finde die Kraft nicht. Manchmal verschwimmen die Stimmen um mich herum, bis nur noch ein unangenehmer anhaltender Ton zu hören ist.« Dann stoppte sie, machte eine Pause, um fortzufahren: »Wissen Sie, wonach ich mich sehne? Nach Stille. Ich würde am liebsten einmal jede Aufgabe streichen, gar keine Verantwortung tragen. Ich würde am liebsten mich zurückziehen von der Welt, dorthin, wo mich niemand findet.« Und damit hatte sie genannt, nach welchem Verzicht sich ihre Seele sehnte. Abseits des Jobs, in dem sie eigentlich Erfüllung fand, abseits der Ansprüche der Familie, die sie eigentlich über alles liebte, lag die Lösung.

Ute Reising hatte zu lange zu viel gestemmt. Sie hatte ihre Kraft und Ausdauer überschätzt. Ihre Seele fand in diesem täglich absolvierten Programm keine Pause mehr. Wir überlegten gemeinsam, welche Positionen am Tag sie streichen könnte. »Keine einzige«, war ihre Antwort. »Jede ist wichtig. Ich brauche einfach nur wieder Kraft. Nicht das Ausdünnen der Aufgaben macht mich zufrieden, sondern meine schwindende Kraft macht mir Sorgen.« Darauf fragte ich sie, wie lange sie sich eine Auszeit von allen Aufgaben nehmen könne. Sie zögerte zunächst, wollte schon mit dem Kopf schütteln, wahrscheinlich antworten, das sei überhaupt nicht möglich. Aber dann hielt sie inne, und ihre Stirn glättete sich, als sie sagte: »Ein Wochenende, ja das ginge, ein Wochenende nur für mich.« Sie buchte drei Tage in einem Kloster. Später berichtete sie, dass dort die oberste Regel das Schweigen war. Am ersten Tag hielt sie diese Ruhe um sich herum kaum aus. Am zweiten verzweifelte sie fast an der Stille in sich selbst. Am dritten genoss sie es, wieder den Kontakt mit sich selbst zu spüren. Fast fühlte es sich ungesund an, bald wieder zu reden, zu agieren, keine stille Stunde mit sich selbst zu vereinbaren. Und so entschied sie, jedes sechste Wochenende diese Auszeit im Kloster zu nehmen. Sie schloss den Vertrag mit sich selbst, an diesem Verzicht auf Lautstärke und Kontakt festzuhalten. Später sagte sie mir: »Nie habe ich eine gesündere Entscheidung getroffen, als diese Tage mit mir selbst zu verleben. Ich werfe mit diesem Schweigen im Kloster einfach ab, was ich auf dem Rücken schleppe.«

Hinweis: Wenn Sie sich fragen, welche Angewohnheit oder welche Aufgabe Sie für einige Tage aus Ihrem Plan streichen sollten, dann können Ihnen die Bemerkungen anderer einen Hinweis geben – zum Beispiel der Satz, dass Sie stark nach Zigarettenrauch riechen, dass Sie an Gewicht zugenommen haben. Allerdings sind Sie auf solche unverblümten Sätze nicht angewiesen, denn auch hier gilt, wie in der Angsttherapie: Sie wissen, wo die Gründe für Gereiztheit und Unzufriedenheit liegen. Ihre Seele gibt Ihnen das richtige Feedback. Lauschen Sie auf diese leise innere Stimme – und reagieren Sie darauf.

Das Unverständnis der anderen

Stellen Sie sich bitte einmal vor, wie die Familie von Ute Reising reagiert hat, als sie sagte, jedes sechste Wochenende werde sie schweigend in einem Kloster verbringen. Unverständnis machte sich breit. Der Sohn fand das albern, der Mann reagierte beleidigt, hielt ihr gar vor, dass diese »Flucht vor der Wirklichkeit«, so nannte er es, »100 Euro am Tag kostet«. Auch ihre Freunde fanden die Idee etwas skurril, bestand sie doch in einem selbst auferlegten Opfer, so jedenfalls war die Meinung. Bei näherer Betrachtung aber mutet Utes Entscheidung wie das Gegenteil an. In einer kreativen Weise, mit einer Portion Mut, sich selbst in Stille auszuhalten, reagierte sie auf den Stress. Sie wurde sogar kämpferisch in der Verteidigung ihrer Idee. Und irgendwann hörte sie auf, sich für ihren Entschluss zu rechtfertigen. Die anderen, so sagte sie sich, kennen weder mein Seelenleben noch spüren sie die Kraft, die mir diese Tage im Kloster schenken. Sie kam an einen Punkt, an dem sie sich sagte: »Der Gestalter meines Lebens bin ich. Und wenn es mir gefällt, die Einsamkeit zu suchen, dann tue ich das.« Und damit gewann sie ihre einstige Gelassenheit zurück.

Vermutlich werden auch Sie zunächst auf Unverständnis, gar Kritik stoßen, wenn Sie Gewohnheiten verändern. Hier gilt es abzuwägen, wie weit Sie darauf Rücksicht nehmen. Nicht immer wird es möglich sein, wie Ute Reising den Plan zu 100 Prozent umzusetzen. Wir sind natürlich Individuen mit der Freiheit, über den Takt unserer Zeit weitgehend zu entscheiden. Aber wir sind auch Teil einer Gemeinschaft, die erst durch das gegenseitige Verständnis füreinander zusammengehalten wird. Diese Eleganz, die eigenen Ansprüche wahrzunehmen, anzunehmen und mit den Bedürfnissen der anderen zu verweben, ist die Formel für ein gesundes Miteinander. So lautet mein Rat: Bitten Sie um Begleitung und Verständnis. Prüfen Sie, ob Sie die Bedürfnisse der Ihnen wichtigen Menschen nicht allzu weit zurückdrängen. Wir sind keine Einsiedler im Wald. Eine solche Einsamkeit würde der Seele nicht guttun, da sie Harmonie liebt und den Zuspruch der anderen vermissen würde. Gehen Sie also nur so weit, wie Ihre Lieben keinen Nachteil erleiden. Aber springen Sie weit genug, um eine Herausforderung zu verspüren.

Sollte es Menschen in Ihrem weiteren Umfeld geben, die über Ihre Entschlüsse spotten, sind diese Menschen Ihnen vielleicht doch nicht ganz so wohlgesinnt, wie Sie das erwartet hätten. Gehen Sie in die Diskussion! Bringen Sie Ihre Argumente und hören Sie den Argumenten der anderen zu. Am Ende können Sie dann entscheiden, wer unter diesen Umständen nicht mehr zu diesem weiteren Bekanntenkreis zählen sollte, für wen es sich nicht lohnt, einen Kompromiss einzugehen. Das Staunen der anderen mag Sie auf den ersten Blick verunsichern, auf den zweiten sollte es Sie stolz machen, dass Sie Ihren eigenen Weg finden.

Die neun Stufen vom Verzicht bis zum Stolz

Verzichten erzeugt Stolz – wenn Sie durchhalten. Und genau hier liegt die Verführung: Wie oft finden wir Ausreden, um zu verschieben, zu vergessen, am Ende aufzugeben, was wir uns vorgenommen haben. Im Moment des Entschlusses glauben wir wirklich an den Erfolg, denken das Ziel voraus. Wir starten eine Diät, um abzunehmen. Verzichten auf Genussmittel, um gesünder zu leben. Wir nehmen uns vor, dem Stress mehr Ruhe entgegenzusetzen, uns zu keinem überflüssigen Konsum mehr hinreißen zu lassen. Wir wollen weniger fernsehen, weniger rauchen, weniger Zeit im Internet verbringen. Und dann folgt der Test in der Realität, und dieser besteht aus neun Stufen. Die gilt es durchzuhalten, damit der Vorsatz gelingt.

1. Entscheiden Sie sich bewusst und für eine begrenzte Zeit für Pureness. Formulieren Sie Ihren Entschluss so konkret wie möglich, zum Beispiel: »Ich esse eine Woche lang kein einziges Stück Schokolade.«
2. Widerstehen Sie dem Verlangen! Ihnen werden tausend Gründe einfallen, warum Sie Ihren Vorsatz verschieben sollten, warum gerade jetzt das Naschen sinnvoll ist. Sie werden sich Sätze sagen wie: »Süßes ist Nervennahrung.« Oder: »Schokolade macht glücklich.« Und je mehr Sie an Schokolade denken, desto größer wird das Verlangen.
3. Freuen Sie sich über Ihre Sensibilität. Ihre Sinne reagieren sehr sensibel in der Zeit des Verzichts. Sie riechen Schokolade auf dem Nachbartisch im Restaurant, im Vorbeigehen an anderen Passanten in der Stadt. Sie scheinen vor diesem Geruch nicht flüchten zu können, er klebt an Ihnen wie ein zu süßes Parfüm. Gut so. Sie sind auf dem Weg, die Versuchung zu überwinden. Der Höhepunkt der Versuchung ist fast überschritten.
4. Ihre Willenskraft wächst. Sie beginnen, Ihren Entschluss als vernünftig wahrzunehmen. Ein erster Stolz wird spürbar. Würde

Ihnen jetzt jemand ein Stück Schokolade reichen, es fiele Ihnen nicht schwer, lächelnd abzuwinken.

5. Die Versuchungen werden seltener. Sie können emotionslos an den Tafeln Schokolade im Supermarkt vorbeigehen. Sie haben kaum mehr ein Verlangen.
6. Sie erkennen die Vorzüge des Verzichts. Ihr Körper entgiftet – und die Seele auch. Sie fühlen sich gut in dieser Phase des Verzichts. Sie können sich auf Ihre Aufgaben konzentrieren, ohne an Süßes zu denken. Sie finden in sich selbst jene Festigkeit, die besagt: »Ich bestimme über meine Gedanken – und nicht die Sucht.«
7. Sie erkennen die Nuancen zwischen Genuss und Verzicht. Das Probieren eines kleinen Stückes Schokolade ist nun möglich, ohne sich ein zweites zu erlauben. Sie bestimmen, nicht die Sucht beherrscht Sie.
8. Sie sind dankbar für Ihre innere Stärke. Das gute Gefühl, über die kleinen Dinge im Alltag selbst zu entscheiden, kann eine große Kraft in Ihnen bewirken. Trainieren Sie diese, bleiben Sie selbstbestimmt.
9. Sie sind auch in Zukunft fähig maßzuhalten. Sie haben erfahren, dass zu viel vom Gleichen die Seele vergiften kann, dass aber hin und wieder ein Stück Genuss Ihnen gut bekommt. Spielen Sie mit den Nuancen und empfinden Sie Stolz darauf, dass Ihnen diese Leichtigkeit gelingt.

Seelische Gesundheit zu erhalten ist eine Daueraufgabe. Das Leben hat uns gelehrt, wie wichtig kleine Maßnahmen wie der temporäre Verzicht auf Gewohnheiten sein können – und nicht nur in der Pandemie. Mit zeitweisem Verzicht gerät die Seele nicht aus der Balance. Dann weiß sie mit schwierigen Situationen umzugehen, ohne an den Umständen zu verzweifeln. Sie hat dann gelernt zu erkennen, was im Leben wesentlich ist. Das erzählte auch Ute Reising. Ihr wurde im Kloster klar, dass sie mit ihrer Zeit viel zu achtlos umgegangen war. Obwohl sie ihren Mann und ihren Sohn liebte, hatte sie ihnen kaum noch Aufmerksamkeit entgegengebracht. Statt gemeinsam mit ihnen am Abendbrottisch zu sitzen, zu erzählen und teilzunehmen an den kleinen Vorkommnissen im Alltag ihrer Lieben, hatte sie E-Mails beantwortet, Korrespondenz für den Folgetag vorbereitet. Ihre Arbeit war allgegenwärtig. Kleine Entspannungen suchte sie im Fernsehprogramm oder in Chatgruppen. Als sie zu dieser Einsicht gelangte, schmerzte die Seele. Denn Ute erkannte, dass kein Tag mehr zu wiederholen wäre, kein Versäumnis neu ausgerichtet werden könnte. Diese Klarheit hat ihre Sicht auf die Zeit verändert. Heute setzt sie Prioritäten und hat gelernt, Nein zu sagen. Denn jedes Nein zu einer fremden Aufgabe ist ein Ja zur eigenen Zeit.

Kapitel 4:
Gemüse für die Seele

Natürlich mag die Seele keinen Alkohol, keinen Zucker, kein Nikotin. Auch reagiert sie auf Schwermetalle und Pestizide empfindlich. Sie lässt sich nicht beeindrucken von Farb- und Geschmacksverstärkern, die Lebensmittel grell, aber ungesund machen. Keinesfalls liebt sie Essen in Plastik gepackt. Dumpfe Fette wie Palm- oder Kokosfett verderben ihr die Laune. Industrienahrung, verfeinert bis zur Vernichtung der Wirkstoffe, findet die Seele per se miserabel. All das zu vermeiden sollte Ihnen ein Anliegen sein, um der Seele das beste Umfeld zu bieten. Damit wäre fast alles gesagt, was die Wahl des Essens betrifft: Solange Sie sich biologisch, vollwertig, abwechslungsreich, giftstofffrei ernähren, tragen Sie ein Stück zu Ihrem Glück bei. Klingt bescheiden? Ja, unbedingt.

Ich halte nicht viel davon, Ernährung zu einem Akt des Perfektionismus zu erklären und selbst einzelne Körner abzuwiegen, um einen Plan zu erfüllen. Wer nie die Augen schließt, ein Stück Schokolade im Mund schmelzen und sich durch die Süße zu einem Lächeln verführen lässt, versäumt kleine Freuden. Hin und wieder zu naschen, hin und wieder starre Regeln zu missachten, kann wohltuend sein. Ihr Körper verkraftet kleine Sünden. Was Sie allerdings vermeiden sollten, ist Überfluss und damit ein Naschen ohne Maß. Überhaupt liegt meinem Ernährungsprogramm das Maßhalten zugrunde. Jegliche Übertreibung in alle Richtungen führt auf Dauer zu Stress und unliebsamen Ergebnissen.

Auch will ich Ihnen empfehlen, sich von Modediäten nicht zu sehr beeindrucken zu lassen. Ernährung für gesunde Menschen ist nämlich kein Zauberwerk, sondern hat mit einer vernünftigen, achtsamen Haltung sich selbst gegenüber zu tun. Sie geht einher mit der Dankbarkeit für den Körper, für dessen wunderbare Elastizität und Kraft – und auch mit der gehobenen Stimmung am Ende einer Mahlzeit. Gesunde Ernährung erzeugt einen positiven Effekt, bringt die Vitalfelder in Ihnen in Schwung und sorgt dafür, dass die Mitochondrien, die Kraftwerke in Ihren Zellen, über Energie verfügen. Gesunde Ernährung ist das, was sie sein sollte: Genuss und Wirkung zugleich. Sie ist die Abkehr von schädlichen Angewohnheiten und die Basis für den schönen Ausspruch: »Ich will bleiben, wie ich bin; genau so geht es mir gut.«

Kommt Ihnen dieser Satz locker über die Lippen, wenn Sie sich im Spiegel betrachten? Wenn ja – machen Sie alles richtig. Vielleicht kann der eine oder andere Hinweis in diesem Kapitel den Feinschliff in Ihren Ernährungsplan bringen. Sind Sie allerdings mit Ihrer Figur und Ihrer seelischen Stimmung nicht zufrieden, lässt sich das in wenigen Wochen ändern. Verzichten Sie als Erstes auf gesättigte Fette wie Butter, Margarine, Kokosfett, Sahne, Wurst und rotes Fleisch. Ersetzen Sie Fette durch gute Öle wie Olivenöl und Leinöl, Raps- und Sonnenblumenöl durch Nüsse und Soja. Nehmen Sie keinen Alkohol zu sich. Streichen Sie Kuchen, zuckerlastige Desserts und Kekse vom Speiseplan, nur das seltene Naschen von einem Häppchen ist erlaubt. Und treffen Sie jetzt die Entscheidung, dass Sie Gemüse lieben. Meine Ernährungshinweise im Anhang des Buches werden Ihnen diesen Flirt schmackhaft machen.

Weg mit dem Fett

Zu viel Zucker, zu viel gesättigte Fette, zu viel tierische Eiweiße und zu viel Chemie im Essen üben einen schlechten Einfluss auf Ihre Organe und Systeme aus. Dann reagieren Herz, Magen-Darm-Trakt, Gelenke, Leber, Nieren und Haut, bevor schlussendlich der gesamte Stoffwechsel aus den Fugen gerät. Symptome falscher Nahrung zeigen sich nicht sofort, erst schleichend offenbaren sich die Mängel: Das Herz verfettet mit den Jahren, die Gefäße verstopfen. Der Magen übersäuert mit der Zeit. Das bakterielle Gleichgewicht im Darm gerät aus dem Lot. Die Leber und die Nieren entgiften nur noch verzögert. Das sind die inneren Zeichen einer ungesunden Ernährung, während zu den äußeren Zeichen fahle, großporige Haut und angegriffene Haare zählen. Irgendwann ist das Bauchfett nicht mehr zu übersehen, und spätestens dann geht es nicht mehr nur um Wohlgefühl oder Lifestyle. Die Seele fühlt sich unter einer Fettschicht nicht wohl, und die Denkfähigkeit lässt nach. Was nach Drama klingt, ist tatsächlich bedenklich, denn ungesunde Ernährung macht aus jedem Helden einen Verlierer. Sehen wir einmal genauer hin:

Fehlernährung verändert die gesamte Zellbiologie. Es fehlt Energie, um die Gifte der Ernährung abzutransportieren. Fettzellen bilden sich, die – einmal angelegt – gefräßig bleiben und immer mehr vom Gleichen verlangen: mehr Zucker und mehr Fett. Denn diese Zellen haben nur eine Aufgabe und die lautet, sich zu füllen als Reservoir für schlechte Zeiten. Dabei sind Hungerzeiten in unserem Lande längst passé. Die Supermarktregale sind mit Nahrungsmitteln prall gefüllt, niemand muss Angst haben, am nächsten Tag keine Ration zu erhalten. Ich vermute, die Sehnsucht nach vollen Kühlschränken und die Angewohnheit, über die Maßen zu essen, bleibt uns evolutionsbedingt erhalten. Wir können ihr nur mit Achtsamkeit und auch mit einer aufgeklärten Haltung begegnen, die besagt: Essen regelt die Gesundheit – und auch die Figur. Würden Sie übrigens nach einer langen Phase der ungünstigen Ernährung ein Blutbild erstellen lassen, dann wären Ihre Blutzucker- und Leberwerte verändert. Der Sauerstofftransport würde nur noch verzögert funktionieren. Und auch die Werte von Mineralien, Vitaminen, Eiweißen und Aminosäuren wären auffällig. Dann würde deutlich, dass Ihr Stimmungshormonlevel nicht mehr einem optimalen Zustand entspräche. Das begehrenswerte Serotonin wäre nicht mehr ausreichend vorhanden – und das Fehlen dieses Bausteins machte die Seele traurig. Die Folge wären Abgeschlagenheit und das Nachlassen der Leistung.

Sicherlich kennen Sie das, wenn nach einem fettigen Kantinenessen mit Bratwurst, Kartoffelpüree und doppelter Portion Soße sowie einer großen Schale Instant-Vanillepudding zum Dessert jede Energie in den Darm rutscht und dort ein steinschweres Völlegefühl verursacht. Für die folgenden zwei Stunden können Sie dann von Ihrem Gehirn keine kreativen Gedanken erwarten. Alle Leichtigkeit scheint mit dem Essen zementiert zu werden. Zwar bieten zahlreiche Kantinen gesündere Alternativen zum Standardgericht an, und es hat sich in den meisten Büros gar herumgesprochen, dass Essen ein Teil des Gesundheitsmanagements darstellt, nur gehen diese Prozesse der Veränderung langsam voran, zum Frust der Seele. Es wird Zeit, dass wir Ernährung einmal aus dieser Perspektive betrachten.

Omas Schweinebraten, Mutters Kohlroulade oder der Leberkäse mögen Kindheitserinnerungen wecken, aber auf den Speisezetteln einer seelengesunden Ernährung sollten diese Mahlzeiten eine jährliche Ausnahme bleiben. Das hat sich mittlerweile herumgesprochen, und so könnte man sich fragen: Warum verdrehen wir noch immer die Augen vor Genuss, wenn wir an den Braten mit krosser Kruste denken, obwohl wir genau wissen, dass dieses Essen den Cholesterinwert im etwas fortgeschrittenen Alter nach oben treibt? Warum wird der gute Vorsatz einer gesunden Ernährung regelmäßig mit einem Fehltritt zur Seite geschoben, statt diesen Fehltritt als einmaligen Ausrutscher zu bewerten? Der Grund liegt darin, dass wir Gewohnheitstiere sind. Gewohnheiten zu verändern bedeutet zunächst die Anstrengung des Anfangs und später das Trainieren des noch ungewohnten Zustands. Wer wäre ad hoc bereit, auf das Glas Rotwein am Abend oder auf die Zigarette zum Kaffee zu verzichten, obwohl er diese Gewohnheit seit Jahren pflegt? Die meisten spüren eine Hemmschwelle, hier zu nicken. Das ist verständlich, denn Gewohnheiten üben eine große Macht aus. Wer sie ändern will, benötigt Entschlusskraft, um einen neuen Weg einzuschlagen. Am ehesten lässt sich die Entschlusskraft aktivieren, wenn Sie sich ohne Schnörkel die Konsequenzen Ihrer Gewohnheit klarmachen: Alkohol und andere Gifte schaden Ihren Zellen und auch Ihrer Seele.

Sechs-Minuten-Attacke durch Alkohol

Alkohol ist kein Genussmittel! Auch in kleinen Mengen – am Abend gemütlich genossen – führt es zu Schädigungen der Seele. Das weist das Forscherteam um Armin Biller an der Universität Heidelberg nach. Mithilfe bildgebender Verfahren belegen die Wissenschaftler, dass bereits eine kleine Menge Alkohol innerhalb von sechs Minuten die Gehirnzellen verändert.[7] Zwei Gläser Wein reichen aus, um den Hirnstoffwechsel zu beeinflussen. Dauerhaft konsumiert, kann dieser Konsum Schädigungen der Organe verursachen, die Kognition verlangsamen. Die Wahrnehmung wird beeinflusst, die Selbstkontrolle geht verloren. Diese Nebenwirkungen greifen auch die Seele an, eine diffuse Traurigkeit wird spürbar.

Der aktuelle Drogen- und Suchtbericht der Bundesregierung weist darauf hin, dass in Corona-Zeiten der Alkoholkonsum steigt. »Deshalb ist es eine großartige Nachricht«, so heißt es in der Pressemitteilung der Beauftragten, »dass wir im kommenden Bundeshaushalt über eine Million Euro mehr für die Alkoholprävention zur Verfügung haben.«[8]

Ich finde diese Nachricht nicht großartig, sie stimmt mich nachdenklich. Denn hinter dieser Ankündigung verbirgt sich die Tatsache, dass zu viele Menschen durch Alkoholmissbrauch an der Seele leiden. Geld allein heilt hier nicht! Besser wäre es, die Schädigungen der Seele durch Alkohol zu thematisieren und klar zu kommunizieren, dass dieses Gift Leistungsschwäche nach sich zieht, dass es die Sensibilität für Glück zunehmend trübt und am Ende der Spirale eine Depression droht. Wenn Marketingstrategen und Lobbyisten ihre Kampagnen starten, indem sie uns weismachen wollen, dass ein

Glas Wein am Abend der Gesundheit förderlich ist, dann sollte diesem Unsinn Einhalt geboten werden.

Als Psychologe interessiert mich, was Menschen dazu verleitet, vor dem Alltag in den Alkohol oder andere Drogen zu flüchten. Ich will wissen, wann die Achtsamkeit, die Aufmerksamkeit, die Selbstwirksamkeit abhandenkommen. Ich suche die Gründe, die zu einer Trübung der Seele führten. Ich will, dass meine Patienten und Leser, dass Sie stets hellwach und mit all Ihren Sinnen Ihr Leben gestalten. Dass Sie Ihre Ängste und Zweifel ernst nehmen und sie nicht in Wein oder Bier oder Schnaps für kurze Zeit ertränken. Denn seien Sie gewiss, die Zweifel und Ängste überleben diesen Versuch, sie kommen wieder, wachsen weiter und belasten Ihre Stimmung. Mein wirklich tiefes Anliegen ist es, Ihnen zu sagen: Die Vorstellung von Glück ist einfacher als angenommen. Sie können alte Probleme abladen. Sie müssen die nicht ein Leben lang schultern. Allein der Satz »Ich akzeptiere, was ist« bringt die ersten Sekunden Ruhe in Ihr Innenleben. Der zweite Satz – »Ich will ändern, was mir möglich ist« – fokussiert Ihre Gedanken auf die Selbstwirksamkeit. Der dritte Satz – »Was ich heute tue, beeinflusst das Morgen« – gibt Ihnen die Selbstverantwortung und damit zeigt sich ein Bild von Zukunft.

Das Drama aller Diäten

Ich vermute, auch Sie haben sich schon einmal an einem Silvesterabend an den Hüften gepackt und festgestellt, dass dort zwei Kilo zu viel sitzen. Sie haben dann entschieden: Die müssen weg. Ab sofort wird Diät gehalten! Dann wird es im Sommer auch mit der guten Figur am Strand klappen ... Damit sind Sie nicht allein. Nach dem Vorsatz, mehr Sport zu treiben, liegt das Abnehmen auf Platz zwei der Hitliste zum Jahresstart.[9] Meist hält ein solcher Vorsatz einige Wochen vor, und in dieser Zeit kann mehr falsch laufen, als wir das erwarten. Rezepte des Low-Carb- oder High-Carb-Food, des Trennens von Eiweißen und Kohlenhydraten, des Weglassens und Zufügens von Zutaten beflügeln die Gedanken. Anfangs purzeln die Pfunde in der Tat, und wir wähnen uns auf der Erfolgsspur. Die Motivation steigt noch einmal an, ungeachtet dessen, dass Diäten eher schaden als dauerhaft wirken. Denn solcherlei Diäten sind aus medizinischer Sicht nicht sinnvoll. Mit Blick auf Ihr Seelenheil rate ich Ihnen hier: Finger weg von Diäten. Sie atrophieren Ihre Muskelmasse, Sie belasten Ihre Seele. Besonders die Crash-Diäten, die auf der einen Seite eine Gewichtsreduktion in wenigen Tagen erreichen, erzeugen auf der anderen Seite eine Erhöhung des Körperfettanteils. Das ist kein Zufall, sondern Mathematik. Entziehen Sie dem Körper Wasser und Muskelgewebe einerseits, steigt prozentual der Anteil an Fett andererseits. Denn Sie signalisieren durch Ihre Diät: Achtung Ernährungsnotstand! Darauf reagiert Ihr Körper, indem er die Fettzellen aktiviert. Er geht an die schnell verfügbaren Reserven. Und leider sind die recht widerspenstig, die lassen sich von Ihrer Diät nicht einschüchtern. Anders die Muskelmasse. Die fällt Ihrer neuen Vorliebe des Hungerns zum Opfer. Und sollten Sie nun denken, Sie hätten genügend Kilo verloren, und sollten Sie dann wieder in Ihren ursprünglichen Essensmodus gelangen, dann füllen sich sehr schnell die vielen Fettzellen auf – und Ihr Gewicht steigt schneller wieder an, als es gefallen war. Das nennen wir Jo-Jo-Effekt. Sie werden am Ende einer Diät nicht glücklicher sein als zuvor. Je nach Art der Diät kann es vorkommen, dass Sie Ihre Gesundheit riskieren.

Haben Sie sich einmal gefragt, wie es sein kann, dass sich die mannigfaltigen Diätprogramme widersprechen? Mal lautet die alle Gewichtsprobleme lösende These, auf Kohlenhydrate zu verzichten. Mal wird genau das Umgekehrte als Superdiät gefeiert. Als Robert Atkins, Kardiologe und Ernährungswissenschaftler, eine Diät erfand, die sämtliche Kohlenhydrate mied, die lediglich aus Eiweißen und Fetten bestand, da horchte die Fachwelt auf, wurde kritisch. Denn die Diät basierte darauf, viel Fleisch zu essen, das werde den Körper und besonders das Herz gesund erhalten, zudem Gewicht reduzieren, so die Meinung des Forschers. Tatsächlich purzelten zunächst die Kilos, wenn man sich nach seinen Rezepten ernährte. Atkins' Diät wurde mit den Jahren zur Lebenshaltung stilisiert, sogar zum angeblichen Heilmittel gegen Stoffwechselkrankheiten erkoren – bis bekannt wurde, dass Atkins selbst an einer Herzinsuffizienz und Bluthochdruck litt. Das waren eben jene Gefahren, die die Atkins-Diät verhindern wollte ...

Diäten, besonders solche mit Extrem-Empfehlung wie das Vermeiden jeglicher Kohlenhydrate oder gegenteilig das Einnehmen von sehr vielen Kohlenhydraten, sind nicht ausgewogen – und damit auf Dauer schädlich. Ich möchte Ihnen den Rat geben: Ernähren Sie sich von biologisch angebauten, weitgehend industriell unbearbeiteten Nahrungsmitteln. Ernähren Sie sich ausgewogen, vollwertig, essen Sie Gemüse. Mein Plan einer solchen Ernährung lehnt sich an die Empfehlungen der Deutschen Gesellschaft für Ernährung an. Essen Sie:

- frisch zubereitetes Gemüse, mindestens acht Portionen am Tag,
- wenig rotes Fleisch, nicht mehr als zwei Mal in der Woche,
- zwei Mal in der Woche Fisch oder Meeresfrüchte,
- wenig Milchfett, dafür ungesättigte Fette wie Olivenöl, Hanf- oder Leinöl,
- Nüsse und Samen als Energiegeber,
- Hülsenfrüchte, Linsen, Sprossen, Rote Bete für den Vitamin- und Eisenhaushalt,
- Kohlenhydrate aus Vollkornprodukten,
- Eiweiß aus Joghurt, Eiern, Käse und in sparsamer Weise aus Milch und in vegetarischer Form aus Obst, Gemüse, Hülsenfrüchten.

Fazit: Meine Empfehlung lehnt sich an die mediterrane Ernährungsweise an. Im Anhang habe ich auf dieser gemüsereichen Grundlage die Dos and Don'ts für eine Ernährungs-Seelenkur zusammengestellt. Mein Vorschlag: Trennen Sie die Seiten aus dem Buch heraus. Heften Sie sie an Ihre Kühlschranktür, am besten mit einem Foto daneben, auf dem Sie lachen, laufen, sich strahlend schön finden.

Wenn Sie keine Lust haben zu zählen und abzuwiegen

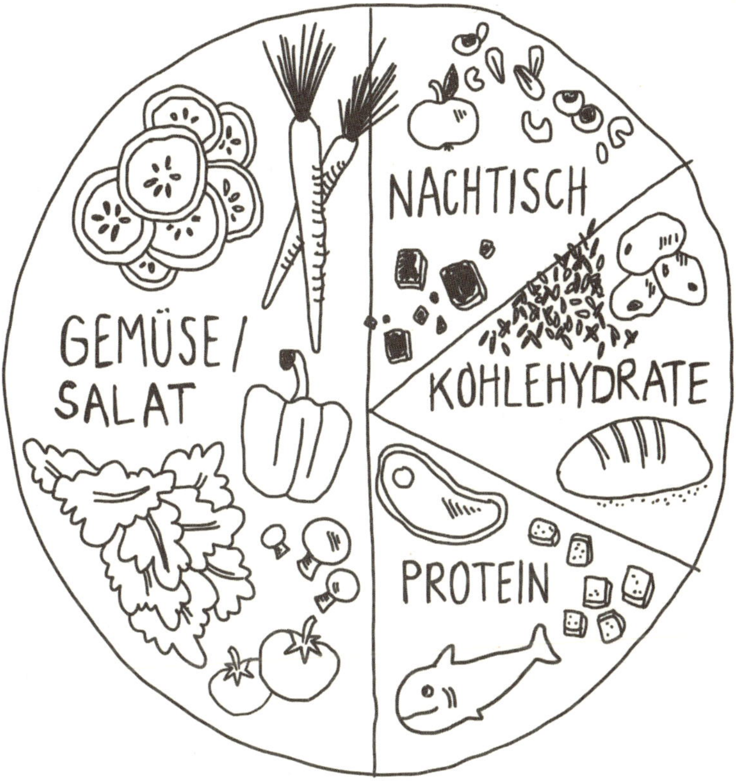

Nehmen Sie einen Teller, auf dessen eine Hälfte Sie Gemüse, Salat etc. legen. Die zweite Hälfte unterteilen Sie zu gleichen Teilen für Proteine (Tofu, Fisch, Fleisch etc.), Kohlehydrate (Kartoffeln, Vollkornreis, Vollkornnudeln, grobes Brot etc.) und Nachtisch (Obst, Nüsse, ein Stückchen dunkle Schokolade). Über das Gemüse gibt man zwei oder drei Esslöffel Pflanzenöl (kalt gepresstes Olivenöl, Nussöl etc.). Sie dürfen den Teller beliebig oft wieder füllen, bis Sie satt sind. Sie müssen nicht immer alles gleichzeitig essen, aber essen Sie alles auf, bevor Sie den Teller wieder auffüllen. So können Sie Kohlehydrate sowie Nüsse und Obst morgens als Müsli essen, dann bleiben Ihnen Salat und Gemüse sowie Eiweiß für das Mittagessen. Haben Sie stets dieses Bild im Kopf, wenn Sie Ihre Mahlzeiten zusammenstellen.

Mareike Meerbusch, eine engagierte Beraterin für Krisenmanagement, tat genau das. Sie klebte sich ein Foto an den Kühlschrank, auf dem sie zehn Jahre jünger, verliebt und schlank war. Damals, so erzählte sie mir, hatte sie Pläne: Sie wollte mit ihrem Freund ein Jahr in New York leben, aber kurz vor der Verwirklichung dieses Traums kam es zum Bruch zwischen beiden. Diese Trennung hatte Mareike nur schwer verkraftet. Sie stürzte sich in ihre beruflichen Aufgaben und ließ keinen Platz für Traurigkeiten zwischen den Terminen. Dennoch entstand eine Leere in der Seele, die sie mit Süßigkeiten zustopfte. Die Kilos ließen nicht lange auf sich warten. Heute trägt sie Kleidergröße 42, damals war es 36. »Ich hasse mich für den Speck auf dem Bauch, auf den Hüften, für den viel zu dicken Po. Ich hasse mich dafür.« »Das sind harte Worte«, entgegnete ich ihr. Mareike ließ sich nicht beruhigen. »Nein, das ist die Wahrheit. Jedes Kilo zu viel bereitet mir seelische Schmerzen, und wenn ich mein Foto von damals am Kühlschrank sehe, dann heule ich.« »Hass auf den eigenen Körper ist ein schlechter Ratgeber«, warf ich ein und bat sie, den Stuhl zu wechseln. Stirnrunzelnd tat sie das. Blickte nun aus dem Fenster über das Balkongeländer in die Ferne. Ich fragte sie, ob ihr Selbsthass geholfen habe. Sie verneinte resigniert. »Wie wäre es, wenn wir Ihre Sicht auf sich selbst verändern?« Sie erarbeitete sich dann folgenden Satz: »Ich nehme ab, weil ich mich liebe.« Ich bat sie, diesen Satz zu wiederholen. Mareike tat das einige Male, erst zögerlich, dann mit einem Lächeln. »Den Satz werde ich an den Kühlschrank neben mein Foto kleben: ›Ich nehme ab, weil ich mich liebe.‹« Später berichtete sie, dass ihr das Abnehmen viel leichter falle als bislang angenommen. Und das ohne Diät!

Das Glück im Darm

Schließen Sie einmal die Augen und lassen Sie die folgende Information wirken: In Ihrem Darm befinden sich mehr als einhundert Billionen Bakterienzellen, die sich aus rund einhundertsechzig verschiedenen Arten von Mikroorganismen zusammensetzen. Sie sind also nicht allein, in Ihnen wimmelt die Vielfalt. Solange diese Bakterien, Pilze und Viren in einem ausgeglichenen Verhältnis bleiben, fühlen Sie sich wohl. Wehe aber, wenn ein Bakterium außer Rand und Band gerät und ein Ungleichgewicht im Darm erzeugt. Dann werden beispielsweise die ansonsten harmlosen Escherichia Coli zu schwerem Durchfall führen. Oder ein Explodieren der Anzahl von Clostridien kann gar zu Organversagen führen. Sie leben gefährlich mit diesen Bakterien im Darm. Eine einseitige Ernährung, zu viel Alkohol, eine überdimensionierte oder unverträgliche Antibiotika-Therapie können solch ein Ungleichgewicht auslösen. Manchmal reicht eine Diät, um die mikrobakterielle Vielfalt in Ihnen zu stören. Dann fehlen Enzyme, und die guten, brauchbaren Bakterien werden von den schädlichen unterminiert. Es findet keine Abwehr mehr durch die Verknüpfung von Ballaststoffen statt, und die Spaltung der Nährstoffe verzögert sich. Das ist der Grund, warum ich mich gegen High-Carb- oder Low-Carb-Programme und Co. ausspreche. Der Weg zum figürlichen Wohlgefühl kann nur über eine vollwertige, überwiegend vegetarische Ernährung laufen.

Mit einem solchen Plan tragen Sie viel zur mikrobiologischen Balance in Ihrem Darm bei – und damit nicht nur zur Gewichtsreduktion, sondern auch zum guten Gefühl in der Seele. Da man weiß, dass rund 80 Prozent des Glückshormons Serotonin im Darm produziert werden, wird heute kaum noch ein Mediziner den Zusammenhang zwischen einem gesunden Darm und einer heiteren Laune bestreiten. Übrigens: Besonders der Verzehr von Hülsenfrüchten führt dazu, dass die Vorstufe dieses begehrten Stoffes erzeugt wird.

Sie benötigen keine Atkins-Diät! Auch die Basen-Diät ist, um es gelinde zu sagen, Nonsens. Ihr Körper, da dürfen Sie gewiss sein, regelt seinen Säure-Basen-Haushalt selbst. Er ist absolut in der Lage, seinen pH-Wert zu halten, wie sonst hätte sich die Menschheit durch alle Krisen, Krankheiten, Katastrophen hindurchretten können? Der menschliche Körper hat bereits zahlreiche Ernährungsarten ertragen und verkraftet. Er hat bewiesen, dass er in der Antarktis ebenso überleben kann wie in der Wüste. Er wird auch Ihren nächsten Stress, Ihre nächste Angst beherrschen lernen, solange Sie ihn gut, beständig, liebevoll ernähren. Trauen Sie Ihrem Körper etwas zu, fordern Sie ihn. Überfüllen Sie ihn nicht. Trainieren Sie sich das gute Gefühl an, satt zu sein und doch noch ein klein wenig hungrig. Diesen Punkt zu entdecken schult Ihre Achtsamkeit. Sie übertreten keine Grenzen aus Gier – dazu dient das intermittierende Fasten, also im strengen Fall das Verzichten auf Kalorienzufuhr für mindestens sechzehn Stunden am Tag oder an zwei Tagen in der Woche. Ich selbst habe durch diese Art der Ernährungspausen fünfzehn Kilo abgenommen und den Jo-Jo-Effekt einer Diät vermieden. Seither ist intermittierendes Fasten mein Detox-Prinzip.

DETOX FÜR DIE SEELE: INTERMITTIERENDES FASTEN

Das Gehirn funktioniert umso besser, je uneingeschränkter es durchblutet wird. Umgeben und durchwebt von kleinsten Gefäßen, deren Durchmesser nicht mehr als der eines Haares beträgt, wird es von Nährstoffen versorgt. Diese Kapillaren sind mit Endothelzellen ausgekleidet. Ihre Aufgabe ist es, die Gefäßwände glatt zu halten, vor Ablagerungen zu schützen. Wenn dieses System der Reinigung nicht mehr funktioniert, dann können sich diese kleinsten Gefäße durch Ablagerungen verengen. Das hätte

eine fatale Wirkung, es könnte zu irreversiblen Verkalkungen führen, zu einer Mangeldurchblutung. Dieser Zustand wiederum würde die geistige Leistungsfähigkeit einschränken und die Wahrscheinlichkeit einer Demenz erhöhen. Mit Blick auf die demografische Entwicklung und die Tatsache, dass wir immer älter werden dürfen, sollten wir alles daransetzen, im Alter fit und gesund zu bleiben. Mit wachem Geist das verlängerte Leben als Geschenk zu begreifen bleibt unsere Herausforderung. Damit können wir sofort beginnen! Durch Ernährung, Bewegung, durch das Weglassen all der Sünden, die sich am Ende zu einer Gefahr addieren. Die Pathophysiologie, also die Gesundheit Ihres Gehirns, lässt sich durch das Zuführen von Pflanzeninhaltsstoffen beeinflussen. Mehr noch: Sie können Ihren Körper, Ihren Geist, Ihre Seele regelmäßig entgiften.
Das intermittierende Fasten bietet eine wissenschaftlich erprobte Möglichkeit. Mein Appell an Sie lautet: Finden Sie auch hier die Leichtigkeit, gehen Sie nicht über Ihre Wohlfühlzone hinaus. Das Fasten über Wochen sollte nie ohne medizinische Begleitung geschehen – das Fasten über Stunden hinweg sollte jedoch zu Ihrem Gesundheitspflichtprogramm zählen.
Fasten Sie drei Mal wöchentlich, indem Sie die Mahlzeit am Abend überspringen. Gönnen Sie Ihrem Darm in diesen Tagen und Nächten eine sechzehnstündige Pause! Sie nehmen keinerlei Nahrung zu sich, außer Wasser und ungesüßten Kräutertee. Mit diesem intermittierenden Fasten reinigen sich Ihre Gefäße. Die Fettreservoire werden angezapft.
Ihre Seele genießt die Pureness, weil sie zunehmend besser atmen kann.
Fazit: In diesen sechzehn Stunden Nahrungspause an drei Tagen in der Woche dürfen Sie gewiss sein, dass Sie einen wirkungsvollen Beitrag für Ihre gesunde Zukunft leisten. Mit keiner anderen

Aktion könnten Sie den Alterungsprozess so wirksam verlangsamen.

Idee: Wie wäre es vor der nächsten Mahlzeit mit einem Innehalten in Dankbarkeit? Wie wäre es mit einem kleinen Ritual, bevor der erste Bissen folgt? Das sind Minimomente – und doch sehr bewusste Seelensekunden. Das Wort Danke sollte ein Stern an Ihrem inneren Himmel sein.

Sorge tragen, Zukunft gestalten

»Gemüse für die Seele« möchte ich nicht nur als Anleitung zu einem gesunden Essensplan verstehen, es soll auch eine Metapher für das verantwortungsvolle Handeln sein.

Wann sind Sie das letzte Mal über einen Markt in Ihrer Stadt gebummelt und haben sich über die farbenfrohen, reich bestückten Stände gefreut? Und wie wäre die Vorstellung, dass unsere Kinder und Kindeskinder dieses Bild nicht mehr in ihrem Alltag erlebten? Wie wäre es, wären Gemüse, Obst, all die Früchte dieser Erde mit Chemie vergiftet, in Plastik verpackt und mit Konservierungsstoffen verändert? Wie wäre es, würden wir nicht mehr nach Jahreszeiten ernten, sondern just in time aus einem 3-D-Drucker Gemüse und Obst beziehen?

Es wäre eine traurige, die Seele schädigende Welt. Und wenn wir an dieser Stelle weiterdenken, dann ist das leider keine Utopie, sondern könnte bald Realität werden.

Faktum ist, aktuell werden durch Klima- und Umweltsünden, durch Gier nach mehr vom Gleichen unsere Erde und ihre Gaben zerstört. Zu viel Profit, zu viel Konsum, zu viel Bequemlichkeit – zu viel von all den schädigenden Einflüssen auf die Zukunft.

Dabei hat die Seele längst registriert, dass da was schiefläuft in dem System der Gegenwart, in dem der sofortige eigene Vorteil mehr zählt als das Bedenken der Konsequenzen des Handelns für die Zukunft. Und ich hoffe, bei dieser Betrachtung wird Ihre Seele zu einem Rebellen. Ich hoffe, sie ruft: stopp. Es reicht. Wie sonst können wir uns erklären, dass von einer einst schüchternen Schülerin, die sich im stummen Protest gegen Klimasünden vor das Stockholmer Regierungsgebäude setzt, eine weltweite Bewegung ausgehen kann? Die Seelen vieler Menschen rufen hier nach einem Plan, diesen Planeten nicht weiter zu plündern.

Wir brauchen ein Innehalten, ein Überdenken von Situationen und Verhaltensweisen. Wo das Ego zu laut nach Sieg und Profit ruft, da sollten wir sehr früh sehr still werden, um die Gegenstimme der Seele zu hören. Die nämlich wird niemals von einem übereilten Vorteil erzählen. Sie wird Sie immer zu einer gesunden Bescheidenheit auffordern. Sie wird sagen: In meiner Welt, der Seelenwelt, gibt es einen weiten Platz für die Gedanken an andere. Für die Menschen, die jetzt noch nicht geboren worden sind, die irgendwann einmal dieses Licht der Welt erblicken und sich freudig umsehen und die Pracht der intakten Natur bestaunen möchten. So weit denkt die Seele, und dieses Denken ist gesund!

ÜBUNG: DIE VORSTELLUNG VON EINER INTAKTEN WELT

Setzen Sie sich bequem auf einen Stuhl.
Atmen Sie drei Mal entspannt ein und aus.
Schließen Sie die Augen.
Stellen Sie sich einen Ozean türkisblauer Farbe vor. Er reicht, so weit Sie sehen können, scheint irgendwann sich mit dem Himmel zu vereinen.

Sie riechen Tang und Salz und die Frische dieses Wassers.
Sie stehen vor diesem Ozean, der in sanften Wellen Ihre Füße umspült.
Sie pressen die Zehen in weißen, warmen Sand.
Sie drehen sich um, blicken auf den Strand, den Bäume, Sträucher begrenzen. Aus diesem Wald klingt ein Konzert aus Vogelstimmen und dem Summen von Insekten.
Sie fassen Ihr Kind an der Hand, gehen am Strand entlang. Vor Ihnen flimmert die Sonne, und über Ihnen ziehen fedrige Wolken. Sie blicken nach oben, sind dankbar für diese Natur.
Ihr Kind fragt Sie, was am Ende dieses Himmels sei, und Sie antworten: das Universum. Und in diesem Universum drehe sich die Erde, sicher und beschützt, auf der Umlaufbahn um die Sonne.
Und Ihr Kind fragt, ob die Erde niemals kaputtgehen kann, und Sie sagen: Nein, es gibt diese Erde seit vier Milliarden Jahren, und kein Ende ist abzusehen. Und Sie sagen, dass diese Erde nie schöner war als heute.
Sie werden, das versprechen Sie sich, alles dazu beitragen, damit auch das Kind Ihres Kindes mit gleicher Zuversicht diesen Strand entlanghüpfen darf. Damit die Meere nicht vermüllt, die Wälder nicht gerodet werden und der Sand nicht von Öl verseucht wird, die Atmosphäre keine Löcher zeigt.
Dafür, so sagen Sie sich, bin ich achtsam, aufmerksam, dafür lohnt sich jeder Verzicht auf umweltschädigendes Verhalten.
In diesem Moment lächelt Ihre Seele.

Kapitel 5:
Die biologische Uhr zurückdrehen

Wer träumt nicht davon, trotz fortschreitenden Alters kraftvoll, dynamisch, an Geist und Körper beweglich zu bleiben? Wer will nicht die jugendliche Ausstrahlung bewahren und ein anerkennendes Staunen in den Augen des Gegenübers sehen, wenn er sein wahres Alter verrät? Die Werbestrategien einer ganzen Branche drehen sich um die Verheißung, diesen Wunsch zu erfüllen. Die Schönheitsindustrie garantiert ihren Kunden das Aufblühen der erschlafften Gesichtszüge, das Glätten der Sorgenfalten auf der Stirn. Mehr noch: Wenn die Figur mit den Jahren aus den Fugen gerät, sei das kein Problem: Fett an den Oberschenkeln lasse sich absaugen. Der Busen, der dem Gesetz der Erdanziehung mit fortschreitendem Alter nicht mehr trotzt, lasse sich dank Gelkissen neu modellieren. Eine heile, eine junge Welt, soufflieren die Strategen. Mit Geld, so scheint es, lässt sich Jugendlichkeit konservieren. Das aber ist falsch. Wer derart denkt, der hat die Rechnung ohne die Seele gemacht. Die nämlich mag die Krähenfüße am Wimpernrand, sie schmiegt sich gerne in Lachfalten hinein. Selbst die Sorgenlinie auf der Stirn erinnert sie an schwierige Phasen, die sie dank ihrer Resilienz und Zuversicht überstanden hat. Darauf ist sie stolz.

Natürlich will die Seele, dass Sie sich wohlfühlen in Ihrem Körper. Wenn Sie tatsächlich unter ungleich großen Brüsten oder unter dem Höcker auf der Nase leiden, dann wird sie Ihnen zunicken, wenn Sie mit einer Operation liebäugeln. Was sie jedoch meiden will, das ist unnötiges Eindringen unter die Haut. Sie ängstigt sich vor Fillern und Botox. Ersteres nimmt ihr die Ausdrucksstärke, und Letzteres legt lahm, was ihr Spiegel der Gefühle ist. Durch Botox zementierte

Gesichter senden keine Signale zwischen Nerven und Muskeln mehr. Keine Reaktion der Seele mehr möglich. Starre im Gesicht. Mich schaudert, wenn ich die Bilder der C-Promis sehe, die denken, mit Schlauchbootlippen und maskenartiger Unbeweglichkeit punkten zu können. Sie ärgern mit solcherlei Kosmetik ihre Seele. Wie bitte kann Freude den Kanal nach außen finden, wenn sich keine feinen Linien am Wimpernrand mehr zeigen? Wie können Ekel, Entrüstung, Zorn sich äußern, wenn die Mundwinkel sich nicht mehr nach unten ziehen, die Lippen sich nicht mehr kräuseln können, wenn die Stirn wie Stein anmutet und den Zugang zum dahinterliegenden Gehirnlappen blockiert? Wie können Freude, Überraschung, Liebe sich ausdrücken, wenn die Muskeln zwischen Mund und Augen lahmen? Das alles hält nicht jung, denn es ist auf einer emotionalen Ebene defizitär. Es macht das Seelenleben stumpf. Besser ist es, sich eine positive Haltung zu bewahren. Nehmen Sie an, was ist. Sie können die Zeit nicht zurückspritzen lassen! Blicken Sie lieber mit Zuversicht auf die Jahre vor Ihnen, und nehmen Sie sich vor, gute Erfahrungen und Erlebnisse zu sammeln. Bilden Sie sich weiter, lernen Sie ein Instrument oder eine Sprache. Das erhöht Ihre kristalline Intelligenz.[10] Die nämlich können Sie bis ins hohe Alter pflegen und verfeinern: Durch Hunger nach Wissen, durch Neugierde, Unternehmungslust, Freude auf die Zukunft und durch das Festhalten an Ihren Träumen tragen Sie immens zu dieser kristallinen Intelligenz bei. Das alles hält Sie wirklich jung!

Fazit: Mein Appell zum Jungbleiben lautet: Verlängern Sie die Strecke Ihrer Gesundheit im Leben. Werden Sie nicht müde, daran zu arbeiten! Und bedenken Sie: Schönheits-OPs und übertriebene kosmetische Maßnahmen sind Makulatur an der Oberfläche. Die Seele erreichen Sie weder mit Puder noch mit dem Skalpell. Im Kern bleiben Sie, wie Sie sind.

Der 45-Minuten-Plan für Ihre Jugendlichkeit

Neben ausgewogener Ernährung stellt Bewegung einen bedeutsamen Baustein für Ihre Jugendlichkeit dar. Wissenschaftler haben in diversen Studien bestätigt, dass bereits fünfundvierzig Minuten Sport an drei Tagen in der Woche ausreichen, um sich vor einem Alterungsschub zu schützen. Sie können mit diesem moderaten Sportprogramm sogar Depressionen vorbeugen und behandeln. Konkret: Depressiven Verstimmungen und auch Ihrem Altern können Sie davonlaufen. Ausdauersport hebt die Laune und hat ähnliche starke Effekte wie eine therapeutische Behandlung. Ihre Seele liebt Bewegung! Joggen, walken, schwimmen Sie, fahren Sie Fahrrad. Besonders wenn Sie sich gestresst oder traurig fühlen, wenn Sie unzufrieden mit Ihrem Äußeren sind, sollten Sie Sport treiben, um den Seelenhaushalt wieder in Balance zu bringen.

Die antidepressive Wirkung des Sports basiert vermutlich auf neuronalen Wachstumsfaktoren im Gehirn. Bewegung setzt Glückshormone frei. Und je öfter Sie diese Produktion triggern, desto eher beeinflussen Sie Ihre Biologie der Freude. Nach einem sechswöchigen Programm verbessert sich nachweislich die Stimmung, setzt der positive Effekt ein. Davon berichten klinische Studien seit Jahren.[11] Da mag es wundern, warum es überhaupt noch Menschen gibt, die den Sonntag auf dem Sofa verbringen statt in Bewegung an der frischen Luft.

Sobald Sie Ihren inneren Schweinehund überwinden und Sport dem TV-Programm vorziehen, geschieht Folgendes:

1. Auf der seelischen Ebene bessert sich Ihre Stimmung. Das führt zu mehr Zufriedenheit. Ihr Schlaf in der Nacht wird tiefer, die Energie am Tag gesteigert.
2. Auf der körperlichen Ebene werden die Muskeln durchblutet und aufgebaut. Das Herz-Kreislauf-System wird gestärkt, das Blut mit Sauerstoff angereichert, was wiederum die Denkfähigkeit steigert.

Wenn ich meinen Patienten von diesen Effekten berichte, horchen einige auf, die lieber joggen, als Pillen zu schlucken. Sie fühlen sich bestätigt in ihrem Schwung, dem Tag Bewegung zu geben. Andere sacken erst einmal in sich zusammen. Dann gibt es wenig Jubel bei der Empfehlung, ab sofort drei Mal wöchentlich fünfundvierzig Minuten Bewegung auf den Terminplan zu setzen. Stattdessen höre ich Antworten wie »Ich war noch nie sportlich« oder »Dafür habe ich keine Zeit« oder »Wie albern, draußen mit Seitenstechen herumzulaufen«. Aber ich bleibe dran am Thema, lasse diese halbseidenen Entschuldigungen nicht zu. »Was ist die Alternative?«, frage ich. »Möchten Sie eher Pillen schlucken gegen den Abbau der Knochenmasse, gegen Herz-Kreislauf-Schwäche, gegen Entzündungen und depressive Verstimmung? Glauben Sie mir, die Nebenwirkungen der Medikamente wiegen schwerer als der Wille, den Hintern vom Sofa zu heben, sich die Laufschuhe zu schnüren und die Beine dazu zu nutzen, wofür sie sich entwickelt haben, seit unsere Vorfahren sich von den Bäumen auf die Füße plumpsen ließen.«

Der Mensch ist gemacht, um seine Kraft und Elastizität zu nutzen – und nicht in einer Schonhaltung zu verharren. Allerdings gebe ich Ihnen recht, wenn Sie Bedenken haben, Sie könnten sich überfordern. Sollten Sie untrainiert sein, dann überfordern Sie sich nicht, gehen Sie fürsorglich mit sich um. Es ist eine gute Idee, zunächst in der Komfortzone zu bleiben, am Anfang nur fünf Minuten zu joggen und sich dann auf eine Parkbank zu setzen. Auch das Sitzen auf der Parkbank, das Achten auf die Töne, Farben und Gerüche um Sie herum klärt Ihren Geist und tut der Seele gut.

Werner läuft

Ein Patient, nennen wir ihn Werner Bauer, lehnte anfangs meinen Vorschlag ab, sich ab sofort regelmäßig zu bewegen. Ich schlug ihm ein Miniprogramm vor, um seine depressive Stimmung zu heben.

»Nein, nein, keine Chance«, so sein Einwand. Das sei nur zusätzlicher Stress. Da gebe es überhaupt keinen Platz für solche Eskapaden in seinem Kalender. »Was ich brauche, das ist eine leichte Schlaftablette. Eine, die nicht abhängig macht, mir aber meine Energie zurückgibt«, verlangte er.

Werner war Vertriebler und in der Tat stark eingespannt. Die Überstunden zogen sich oft bis in den späten Abend. »Ich habe kaum Zeit für meine Familie. Wie soll ich da noch joggen?« Ich bat ihn dennoch, diese Termine in den Kalender einzutragen, und zwar sofort und in meiner Gegenwart. »Sehen Sie es wie eine wichtige Verabredung mit sich selbst. Gehen Sie zwei Wochen zur Probe darauf ein«, empfahl ich ihm. Weder das Wetter noch das Unverständnis seiner Partnerin, noch die Befindlichkeiten des Hundes sollten als Entschuldigung gelten. Werner seufzte, nickte. »Zwei Wochen. Wenn das nicht klappt, dann denken wir neu«, sagte er. Ich bat ihn, seine Familie mit einzubeziehen, um Verständnis für diesen Vertrag mit sich selbst zu bitten. »Ziehen Sie das durch, unter allen Umständen«, waren meine Abschiedsworte.

Nicht zwei Wochen, sondern sechs Wochen lang lief Werner seinem Stress davon. Er berichtete mir zwischendurch mit Stolz von seinen Fortschritten: Zuerst war er tatsächlich nur fünf Minuten gelaufen, hatte sich die restlichen vierzig Minuten auf eine Bank im Park gesetzt. Er hatte die Augen geschlossen, an nichts gedacht. Bald schon lief er eine halbe Stunde am Stück – und erzählte mir davon. »Mittlerweile sind es locker fünf Kilometer.« Werner grinste. »Es ist verrückt, aber während ich laufe, schreibe ich in Gedanken Briefe. Im Geiste schreibe ich all die Sätze auf, die ich meinen Eltern, meinen Lehrern und Chefs nie gesagt habe. Wie diese Briefe, von denen man weiß, sie werden nie abgeschickt, nie gelesen, aber sie erleichtern ungemein.« Er machte eine Pause, sah mich nachdenklich an: »Danke, Doc. Für den Tipp mit der Bewegung. Das macht was mit mir.«

Werner hat alles richtig gemacht. Er hat sich nicht unter Stress gesetzt, hat sein Programm gestartet, langsam Distanz und Tempo gesteigert. Er hat wieder Tuchfühlung mit seiner Seele aufgenommen, davon erzählt das Briefeschreiben im Geiste. Heute, ein Jahr später, will er diese Verabredung mit sich selbst nicht mehr missen. Längst hat er den Zusammenhang zwischen Bewegung und Stressreduktion erkannt. »Ich fühle mich fit – und irgendwie jünger«, wundert er sich, und damit trifft er es auf den Punkt: Bewegung im Freien ist wie eine Kur für die Zellen.

Dass Werner sich heute jünger fühlt, ist nicht nur eine subjektive Einschätzung. Er hat messbar sein Altern verlangsamt, denn er hat Einfluss auf die Zellteilung genommen und auf die Pflege seiner Telomere.

TELOMERE: FÄDEN MIT VERJÜNGUNGSPOTENZIAL

Wenn sich Krankheiten einschleichen, die Spannkraft der Haut nachlässt, die Haare lichter werden und die Körperhaltung krumm, schieben manche Menschen die Verantwortung dafür von sich weg, indem sie feststellen: »Ich habe halt schlechte Gene.« Stopp!

Solch ein Satz verletzt die Seele, denn er ist wie ein Freifahrtschein für Angewohnheiten, die schaden. Die positivere, seelenfreundliche Aussage lautet in solchen Fällen: »Meine Gene kann ich nicht ändern. Aber ich habe immer die Wahl, die Gesundheit durch Verhalten zu beeinflussen.« Richtig. Die Wechselwirkung von Veranlagung und Verhalten bestimmt Ihren Alterungsprozess.

Die Molekularbiologin Elizabeth Blackburn erhielt 2009 den Medizin-Nobelpreis für den Beweis, dass sich Altern hinauszögern lässt, dass sogar ein Verjüngen möglich ist. Sie begründete diese These mit der Pflege der Telomere. Das sind jene Fäden am Ende der Chromosomen, die wie

Schutzkappen die gesamte DNA der Zellen umhüllen. Sie bestehen aus Proteinen, die durch das Enzym Telomerase gebildet werden. Werden diese Schutzkappen kürzer, setzt der Alterungsprozess ein. Dann werden die Haare grau, die Haut wird fahl, die Knochendichte schwindet, und Entzündungsherde bilden sich. Ernsthafte Krankheiten sind die Folge. Aber die Forscherin macht Mut. Sie schreibt dazu: »Altern muss nicht, wie lange Zeit geglaubt, eine unaufhaltsame Entwicklung hin zu Gebrechlichkeit und Verfall sein. Wir alle werden älter, aber wie wir altern, hängt in hohem Maße von unserer zellulären Gesundheit ab.«[12]

Diese können Sie beeinflussen, und Bewegung ist ein signifikanter Faktor dafür. »Da Sport oxidativen Stress und Entzündungsreaktionen verringert, ist es nicht weiter verwunderlich, dass gewisse Sportprogramme nachweislich die Telomerase-Aktivität steigern«, so Elizabeth Blackburn.[13]

Der fast vergessene Faktor der Jugendlichkeit

Es ist leider eine Wahrheit, dass Menschen häufig mit zunehmendem Alter Sport und Ernährung vernachlässigen. Zu viel Alkohol, zu viel Fast Food zwischendurch, zu viel Entspannung auf dem Sofa – das ist nicht gut. Während ein junger Mensch durchaus über Reparaturmechanismen verfügt, minimieren sich diese ab einem Alter von rund vierzig Jahren. Der Körper verzeiht kaum noch Fehler.

Aber es gibt noch einen anderen Faktor, den wir im besten Alter zu wenig beachten: Mit den Jahren vergessen wir unsere Träume von damals. Dann verstellen zu viele Aufgaben und manchmal auch die Ziele der anderen den Blick auf das, was uns einst wichtig war. Ganz langsam verblasst Ihr eigener Fixstern am Horizont.

Ich habe mich oft gefragt, was der Grund sein könnte, dass Träume verschwinden. Wenn ich zurückdenke an die zahlreichen Gespräche mit meinen Patienten, dann fällt mir eines auf: Wer zu den Zielen der anderen Ja sagt, sagt gleichzeitig Nein zu seinen eigenen. Denn wir können nur auf einem Weg in die Zukunft gehen. Wir entscheiden an irgendeiner Stelle über Richtung und Tempo. Und sollten wir uns an diesem Punkt falsch entscheiden, sollten wir für Geld und Karriere, für das Lob der anderen unseren Traum auf die Seite legen, dann kann es sein, dass irgendwann die Seele schmerzt. Und dieser Schmerz raubt Ihnen ein Stück jugendliche Ausstrahlung.

ÜBUNG: HOLEN SIE IHRE TRÄUME ZURÜCK

Nehmen Sie bitte Ihr Heft zur Hand und beantworten Sie folgende Fragen schriftlich:

- Was war Ihr Traum, als Sie jung waren?
- Welche Vorstellung hat Ihnen die Tränen in die Augen steigen lassen, weil Sie von ihr völlig überwältigt waren?

Ich wette, Sie können, ohne mit der Wimper zu zucken, die Ziele Ihrer Kindheit und Jugend aufschreiben. Der Stift rast über das Blatt, zaubert Ihnen ein Lächeln ins Gesicht.
Nehmen Sie sich Zeit, begegnen Sie wieder Ihrem Fixstern!

Ja, früher, da wollten Sie Pilot oder Tänzerin, Astronautin, Zoologe oder Architektin werden. Sie wollten zum Mond fliegen und dort Steine sammeln. Sie wollten im Dschungel die Schimpansen zählen, wollten eine Brücke von Feuerland bis Argentinien bauen und die Enden der Welt verbinden. Es gab keine Hindernisse in Ihrer Fantasie. Alles war möglich, und alles war versehen mit einer Farbe in Pastell. Ein Kind kreist mit seinem Legoflugzeug durch die Luft und sitzt in Gedanken darin. Oder es tanzt durch das Zimmer, und das

Zimmer wird zur großen Bühne. Es stellt sich vor, Tausende Menschen zu beeindrucken mit seinem Talent, sich in einen Applaus hinein zu verneigen.

Wer stiehlt uns diese schönen frühen Träume der Seele? Wer verändert die Farben dieser Vorstellungskraft? Ich verrate es Ihnen: Es sind die Lehrer, die Ausbilder, die Professoren an der Uni, die Chefs, die Nachbarn, die Partner, es sind wir selbst, wenn wir anfangen, an unseren Träumen zu zweifeln. Und es sind auch die Methoden, die wir später lernen, um Karriereziele zu formulieren. Sie nennen sich SMART oder CLEAR oder PIDEWAWA. Mit solchen Methoden werden Ziele definiert, um Unternehmenserfolge zu generieren. Diese fremden Ziele werden als wichtig und dringlich deklariert und gelangen in Ihre Gehirnzellen. Dort machen sie sich breit und erzeugen Stress. Denn es sind die Ziele der anderen, des Chefs, der Kollegen. All die Maßnahmen, die diesen unternehmerischen Zielen folgen, drehen sich um Geld und Karriere, um den Erfolg, den andere definieren. Bei aller wichtigen Verbindlichkeit dieser Ziele passen sie vielleicht nicht zu Ihrer Seele. Denn diesen Zielen fehlt oft die Emotion. Sie sind losgelöst von den Träumen, die Sie sich früher erlaubten.

Es sind nicht die Karriereziele, die unsere Augen mit Glanz überziehen, wenn wir erzählen. Wirkliche seelentiefe Freude, die empfinden wir, wenn wir zurückdenken, was uns früher einmal wichtig war.

Solche Träume der Kindheit werden vermutlich niemals wahr. Aber sie geben uns eine Richtung im Leben, denn sie beschreiben auf sehr kreative Weise unsere Werte, Überzeugungen und Talente.

Die Träume von damals, die waren und bleiben Ihr heimlicher Jungbrunnen. Immer dann, wenn Sie sich dorthin zurückziehen, wenn Sie ohne Kritiker Ihre Fantasie zulassen, immer dann werden Sie sich ein Stück Kindheit zurückholen. Sie werden wie damals diese Zuversicht in sich spüren, die ein Licht nach vorne wirft und Ihnen den Weg zeigt zu sich selbst. Vergessen Sie die Träume der Kindheit nicht! Erlauben Sie sich von Zeit zu Zeit Ihr eigener Held zu sein, jenseits der beruflichen Ziele, jenseits der Logik. Und dann sehen Sie bitte nach solch schönen Fantasie-Episoden in den Spiegel. Sie werden feststellen, dass die Stirn geglättet scheint, dass die Haut leuchtet. Ihr Kinn ist einen Tick weiter in die Luft gereckt. Sie sehen jung aus, sehr jung mit dem Funkeln in den Augen.

Kapitel 6: Chronologie des Schlafes

Willkommen in der Nacht und damit in der Welt des gesunden Schlafs. In dieser Welt herrschen Fantasie und Friede, Ordnung und der Fleiß Ihrer neuronalen und hormonellen Systeme. Es ist die Welt, in der Sie sich geborgen fühlen und für einige Stunden Ihre Sorgen abgeben dürfen. Es ist auch eine Welt, die sehr fragil auf äußere Einflüsse reagiert. Zu viel Stress, zu viel Gift aus Alkohol und Nikotin, zu viel Lautstärke und Helligkeit fügen der schützenden atmosphärischen Schicht Risse zu. Sie stören den Schlaf. Es sollte unser großes Bestreben sein, die Nacht für gesunden und erholsamen Schlaf zu bewahren. Dazu haben wir im Laufe des Lebens rund dreißig Jahre Zeit, denn so lange dauern die Perioden des Schlafs. Wer nun denkt, das seien verschwendete Jahre, die für Besseres und Aktiveres genutzt werden sollten, irrt. Zu schlafen stiehlt Ihnen keine Zeit, sondern bewahrt Sie vor Mangel an Energie, Ausgeglichenheit und Lebendigkeit. Würden Sie heute entscheiden, Ihre Nächte dennoch um einige Stunden zu verkürzen, wäre das weiß Gott kein guter Vorsatz: Sie würden Ihre innere Müllabfuhr lahmlegen und die gesammelten Schadstoffe des Tages würden sich türmen wie der Abfall in Neapels Straßen. Sie würden Entzündungen vorantreiben, Ihr Gehirn überlasten. Sie würden nach einigen Wochen in einem verwirrten Zustand landen. Das übrigens beweist eine nicht ganz moralische Studie:[14] Wissenschaftler brachten Mäuse drei Wochen lang um den ungestörten Schlaf. Über drei Wochen weckten sie die Tierchen ständig, gestanden ihnen keine vier Stunden Ruhe zu. Und sobald die Mäuse begannen zu träumen, riss man sie heraus. Stress pur für das kleine Gehirn. Die Ergebnisse dieser Studie lassen aufhorchen: Neben der allgemeinen Verwirrtheit der Mäuse stieg das Risiko einer Alzheimer-Erkrankung, denn in deren Gehirn wurde ein erhöhter Spiegel des Beta-Amyloid-Eiweißes nachgewiesen. Es bildet die Plaque im Gehirn, die letztendlich zur Demenz führt.

So gilt der Schlaf als Regulierungsmodus für Ihr Gehirn, als Korrektiv für Ihre Zellen, als schwebender Zustand für Ihre Seele. Im Ergebnis erreichen Sie mit rund sechs bis neun Stunden Schlaf täglich eine wunderbare Homöostase. Ihre Körperfunktionen sind im Gleichgewicht, Ihre Seele stabilisiert sich, und Ihr Gehirn sortiert und formt sich. Wie ein Muskel erst in Ruhestellung an Kraft gewinnt, so gelingt es Ihrem Gehirn, all die Reize des Tages zu filtern, all die relevanten Informationen noch einmal mit Muße zu bewerten, vom Kurzzeitgedächtnis ins Langzeitgedächtnis zu transportieren. Das ist der Grund, warum es im Volksmund heißt: Schlaf mal drüber, dann siehst du weiter. Es scheint, als würde am nächsten Morgen ein Problem kleiner sein als am Abend zuvor, als würde das Gewicht der Sorgen leichter wiegen. Nicht selten haben wir den Eindruck, eine Lösung komme elegant über die Lippen oder ein Geistesblitz bringe die passende Einsicht. Der Grund dafür liegt im Schlaf verborgen, er hängt mit den Umbau- und Bewertungsmechanismen im Gehirn zusammen. Es ist also viel Bewegung in Ihnen, während Sie äußerlich vollkommen entspannt auf der Matratze liegen. Von verplemperter Zeit kann keine Rede sein!

Das Schlafzentrum im Gehirn

Sobald der Tag in die Nacht übergeht, wird die Melatoninproduktion[15] in der Zirbeldrüse angeregt: Wir werden müde, wollen schlafen. Kaum im Bett, wird die Atmung flach und regelmäßig, das Herz pumpt weniger Blut durch die Gefäße, der Puls findet eine Ruhefrequenz. Die Körpertemperatur sinkt um ein Zehntelgrad ab, und die Muskulatur erschlafft. Die innere Stimme wird zu Traumbildern.

Alles beginnt mit dem natürlichen Herunterdimmen der Tageshelligkeit. Kaum noch Sonnenlicht, das durch die Netzhaut ins Gehirn dringt, nur noch dunkle Signale, die auf die Zirbeldrüse einwirken. Das hat Konsequenzen. Denn dieser kleine, äußerst wichtige Part – er sitzt gut gesichert im Mittelhirn und hat die Form eines Tannenzapfens – entscheidet über unser Wachen und Schlafen. Der Philosoph René Descartes bezeichnete die Zirbeldrüse im 17. Jahrhundert sogar als Sitz der Seele. Er betrachtete den Körper als Maschine und alles Geistige als zweite Welt im Menschen. Nun, heute denken wir darüber anders: Körper und Seele sind eine Einheit, ihr Zusammenspiel ist bei Gesundheit perfekt. Und auch wohnt die Seele vermutlich nicht in der Enge der Zirbeldrüse. Und doch hatte er recht, als er diesem kleinen Part im Gehirn eine außerordentliche Rolle für unser Glück im Leben zusprach. Denn was ist schon das Leben ohne den Wechsel von Aktivität und Entspannung, von Wachen und Schlafen? Es ist ein trauriger, ein auf Dauer erbärmlicher Zustand, den es unter allen Bedingungen zu verändern gilt. Nun könnten Sie vielleicht Ihren Kopf müde auf das Kinn stützen und bemerken, dass Ihr Schlaf nicht der beste ist, dass Sie sich nachts oft in den Kissen wälzen, weil keine Ruhe Sie umhüllt wie die Federn in Ihrer Decke. Sie könnten denken, nun sei Ihr Glück blockiert. Dann hoffe ich, dass Sie mich auf den vorigen Seiten gut genug kennengelernt haben. Meine Sache ist es nicht, Druck zu erzeugen, ein schlechtes Gewissen zu erzwingen. Meine Antwort auf ein Schlafproblem lautet: Nehmen Sie an, was ist!

Akzeptieren Sie die Unruhe, denn die lässt sich nicht durch einige wohlgeformte Sätze überschreiben, und schon gar nicht lässt sie sich zerreden. Das würde die Sache sogar verschlimmern, weil Sie Ihren Fokus auf das Problem und nicht auf die Lösung richten würden. Atmen Sie also erst einmal durch und sagen Sie sich, dass Sie nicht allein schlaflos in Deutschland sind. Nach einer DAK-Studie »fühlen sich derzeit 80 Prozent der Arbeitnehmer betroffen. Hochgerechnet auf die Bevölkerung sind das etwa 34 Millionen Menschen. Unter der besonders schweren Schlafstörung Insomnie leidet jeder zehnte Arbeitnehmer«, lautet das Resümee.[16] Das sind bemerkenswerte Zahlen. Zusätzlich zu den lästigen und auf Dauer krankheitsfördernden Symptomen der Unkonzentriertheit, Abgeschlagenheit, depressiven Verstimmung, Darmbeschwerden und Kreislaufschwäche beeinträchtigt schlechter Schlaf auch die Seele. Grund genug, dass wir uns mit diesem Thema eingehender beschäftigen – und den Druck aus deutschen Schlafzimmern nehmen. Am besten beginnen Sie gleich heute, bevor Sie zu Bett gehen. Bleiben Sie gelassen. Hören Sie Entspannungsmusik. Vermeiden Sie fettes, würziges Essen und alkoholisierte Getränke. Denken Sie an die schönen kleinen Momente des zu Ende gehenden Tages und rufen Sie sich den Leitsatz in diesem Buch in Erinnerung: Sie selbst entscheiden, ob Ihre Seele gesund bleibt. Sie selbst halten die Eintrittskarte zur Welt der seelischen Gesundheit in der Hand. Darauf steht unter anderem: Ich lasse los von den Sorgen des Tages. Ich blicke zuversichtlich in die Nacht. Ich freue mich auf meine Träume, meine Bilder im Kopf und im Herzen. Ich lasse zu, dass mein Gehirn all das abbaut, was stört. Ich gebe mich für einige Stunden etwas Größerem hin und fühle mich beschützt.

Schlaflos auf hoher See

Lange dachte man, dass Schlafen eine Verschwendung von Zeit sei, dass man durch Verzicht darauf die eigene Lebenszeit mit wichtigeren Aufgaben füllen könne als diesem nichtsnutzigen Herumliegen über Stunden. Aber dieses Denken hat sich als fataler Fehler erwiesen. Aufputschmittel mögen einen kurzen Effekt erzielen, indem sie die Herz-Kreislauf-Tätigkeit erhöhen und das Cortisol-Niveau anheben, aber auf Dauer wäre der Preis zu hoch: Künstlich erzeugter Schlaf hat keine Tiefe, keine Regelmäßigkeit. Ignorierte Müdigkeit aus Ehrgeiz treibt die Entzündungsprozesse im Körper an, die Zellen werden energielos, die Immunsysteme funktionieren nicht mehr.

Krebs, Diabetes und Demenz könnten folgen. So mögen Kunstschaffende, Manager, Wissenschaftler, Leistungssportler, all jene, die über dem Mittelmaß wirken, bis an den Rand der Erschöpfung arbeiten und manchmal darüber hinaus. Sie mögen sich mit einer Imagewolke der Zähigkeit umgeben, sich bewundern lassen für ihre Kondition. Ich aber finde: Sie handeln mit hohem Risiko. Mich beeindrucken sie nicht.

Während ich dieses Kapitel schreibe, gehen Meldungen von der Regatta Vendée Globe durch die Medien. Frauen und Männer brechen auf, um in achtzig Tagen die Welt als Solist zu umsegeln. Ohne Zweifel gehen sie an ihre physischen und psychischen Grenzen. Sie sind Ausnahmesportler und Abenteurer im Leben, die über rund 45.000 Kilometer einsam mit den äußeren und inneren Herausforderungen kämpfen. Niemals aufzugeben, nicht müde zu werden, zu siegen über die Gewalten des Meeres und auch über den Schlaf, lautet das Motto. Nicht mehr als zwanzig Minuten Schlaf am Stück gestehen sie sich zu, um dieses Motto Wahrheit werden zu lassen. Was nach mentaler Stärke und physischer Belastungsfähigkeit klingt, ist aus Sicht der Wissenschaft extrem unvernünftig. Es bedeutet Schlafentzug über viele Wochen! Ein solches Abenteuer hinterlässt Spuren im Gehirn und unterdrückt die Reparaturmechanismen. Das hat Konsequenzen: Nach Umrundung der Welt scheinen die Sportler um Jahre gealtert. Zwar werden sich die Falten der Anstrengung im Gesicht nach einer Rekonvaleszenz wieder glätten; aber es ist anzunehmen, dass die in der Nacht nicht reparierten Gene, die nicht vernetzten neuronalen Nervenzellen für immer verloren sind.

Wir können heute durch bildgebende Verfahren das Denken der Menschen beobachten, können ihre Sehnsüchte an den Aktivitäten des Gehirns ablesen. Wir wissen, wann das Belohnungszentrum blinkt, wann Emotionen wie Angst, Wut, Überraschung und Freude uns überwältigen. Aber über das schlafende Gehirn wissen wir nichts, außer: Wir brauchen unsere Träume. Wir brauchen die Prozesse der Reinigung, der Reparatur. Beides hält uns seelisch und körperlich gesund. Wenn wir den regelmäßigen und ungestörten Schlaf von mindestens sechs Stunden täglich nicht gewähren, dann ist es, als würden wir das Update eines Computerprogramms unterbrechen. Damit würde keine Schwachstelle im System beseitigt, kein Fehler korrigiert. Auf Dauer würde das zum Zusammenbruch führen. Häufige Schlafstörungen, ob bewusst oder unbewusst herbeigeführt, sind Gift für die Seele.

VIER SZENEN DER NACHT

Dachten die alten Griechen noch, der Schlaf sei wie ein kleiner Tod und überhaupt das Gegenteil von Wachsein, so wissen wir es längst anders. Auch im Schlaf sind wir innerlich rege und zwar auf höchst lebendige Art. Denn während wir schlafen, reihen sich vier Phasen der Nacht aneinander, und je öfter das geschieht, desto frischer wachen wir am Morgen auf. Würde ich ein EEG Ihres Schlafes erstellen, könnte ich bei gutem Verlauf folgende Szenen erkennen:

1. Szene: Einschlafen
   Sie drehen sich von einer Seite zur anderen, eine leichte Unruhe entsteht, die nach rund fünfzehn Minuten in Ruhe übergeht. Die Frequenz Ihrer Gehirnwellen verlangsamt sich. Sie gleiten vom quirligen Zustand der Betawellen in den Alphawellen-Bereich, rutschen von einer Frequenz von rund dreißig auf zehn Hertz. Damit lässt die Aufmerksamkeit für Ihre Umgebung nach. Ihre Gedanken verlangsamen sich, Sie entspannen, werden schläfrig.
2. Szene: Übergleiten in den Schlafmodus
   Noch könnten Sie leicht geweckt werden, noch werden Sie nicht träumen. Der Abschied vom Tag geht nicht

ohne Zögern vonstatten. Aber wenn Sie weiter loslassen von Themen und Aufgaben, wenn kein Grübeln sich in diesen Raum zwischen Wachsein und Einschlafen schieben kann, dann wehren Sie ab, was im Außen geschieht. Sie ziehen sich zurück nach innen, in Ihre Welt des Schlafs. Die Frequenz Ihrer Gehirnwellen verlangsamt sich weiter, bestenfalls bis in den Thetabereich von rund sechs Hertz.

3. Szene: Tiefschlaf
   Angekommen im Deltawellen-Bereich von rund vier Hertz. Hier werden heilende Wachstumshormone ausgeschüttet. Die Regenerationsprozesse finden statt. Hier öffnet sich Ihr Unterbewusstsein, und Sie erlangen Zugang zu längst vergangenen Jahren, oftmals reichen die Bilder, Gerüche, Stimmen und Eindrücke bis in die Kindheit zurück. Körper und Geist schalten ab, lassen keine Eindrücke von außen mehr zu. Man müsste laut sein, um Sie nun zu wecken. Aber in diesem Zustand der absolut tiefen Ruhe bleiben Sie nicht lange stecken. Die Szene zwei wiederholt sich nun, der Schlaf wird wieder leichter, durchlässig für Träume.
4. Szene: Rapid Eye Movement
   Ihr Kopfkino beginnt. Was immer Sie erlebt haben, wonach Sie sich sehnen, was am Tage unbedacht blieb, aber doch nachschwingt, was Ihre Ängste und Sehnsüchte sind, all das fügt sich zu einer oft bizarr anmutenden Story. Träume sind Ihr Ventil für Gefühle; sie sind eine Story, die Ihre Seele sendet, während sich die Nerven regenerieren. Lange halten Sie die Spannung in dieser Szene nicht durch, bald schon sinken Sie wieder ab in den Tiefschlaf, Szene drei.

Fazit: Rund vier Mal wechseln sich die Szenen des Schlafs ab. Sie dauern insgesamt jeweils rund neunzig Minuten. Bei vier- bis fünfmaliger Wiederholung fühlen wir uns am nächsten Tag ausgeruht und erholt. Werden wir jedoch mitten aus einer Szene herausgerissen, fühlen wir uns irritiert und angespannt. Daher mein Tipp: Teilen Sie die Zeit in Sequenzen von neunzig Minuten. Besser, Sie schlafen sechs Stunden als sieben, denn bei sieben Stunden wäre eine Szene nicht beendet. In der ersten Hälfte der Nacht übrigens überwiegt der Tiefschlaf, in der zweiten die Möglichkeit zum Träumen.

Schlafstörung, und nun?

Niemand will sie, und auch der unfreundlichen Nachbarin würden wir sie nicht wünschen: die Schlafstörung. Überhaupt ist sie ein hässliches Wort. Die Duden-Redaktion sollte es auf die Liste der Unwörter setzen, denn einmal ausgesprochen, manifestiert es sich im Gehirn, und von dort strahlt es Ungemach an jede Zelle. Wer mit diesem Wort seinen Kopf abends auf das Kissen legt, der erzeugt zu viel Druck auf der Seele! Druck, pünktlich ins Bett zu gehen, einschlafen zu müssen. Druck, ausgeruht aufwachen zu müssen. Druck aber verhindert den Schlaf.

Dabei ist es sehr einfach, den Druck vom Schlaf zu nehmen. Sagen Sie sich: Ich gehe erst zu Bett, wenn ich müde bin. Dieser eine Satz bereits bringt Leichtigkeit in den Prozess. Die antiquierte Annahme, dass nur Schlaf vor Mitternacht erholsam sei, wurde bereits vielfach widerlegt. Denn es gibt tatsächlich Eulen und Lerchen, Morgen- und Nachtmenschen. Und zwischen diesen Polen gibt es tausend Schattierungen. Ihr Körper zeigt Ihnen, in welcher Schattierung er sich wohlfühlt. Die Biologie Ihres Schlafes verändert sich mit den Jahren. Das hängt mit Ihrem Training und natürlich mit der Melatoninproduktion in Ihrer Zirbeldrüse zusammen. Außerdem ist die Qualität und Quantität des Lichtes entscheidend. Manche behaupten sogar, es sei eine Sache der Gene, ob Sie zu den Frühaufstehern oder Nachtmenschen zählen. Wie auch immer: Nehmen Sie es an und akzeptieren Sie Ihren biologischen Rhythmus. Lesen, bilden Sie sich weiter, lernen oder arbeiten Sie am Abend, bis Sie müde sind und sich nach dem Bett sehnen. Dann erst schalten Sie auf Entspannung um, wenn Sie eine Eule sind. Wenn Sie als Lerche nach der Tagesschau die Augen nicht mehr offen halten können, dann freuen Sie sich eben auf diese frühe Nacht. Es gibt keine Blaupause für den Anfang und das Ende der Schlafenszeiten, und auch Unterbrechungen in der Nacht sind kein Drama. Nehmen Sie an, was ist. Bleiben Sie gelassen, wenn Sie um ein Uhr aufwachen, atmen Sie ruhig, denken Sie an – nichts. Gedanken, die kommen, nehmen Sie kurz wahr, dann lassen Sie diese im Geiste wie Schäfchenwolken vorüberziehen. Atmen Sie gleichmäßig und emotionslos weiter.

Bereits dieses Akzeptieren des eigenen Müdigkeits- und Wachheitsgefühls erhöht Ihr Schlafpotenzial und minimiert den Druck! Ich erkenne oft, dass Patienten die Schlafrituale nach einem fremden Muster etablieren. Dann aber stemmen sich Körper und Seele dagegen, denn die persönliche Chronologie der Zeit ist stärker als das Diktat der anderen. Oder Patienten fragen nach Schlaftabletten, weil sie denken, ihr Verhalten entspreche nicht den gültigen Vorgaben. Sie denken, nur mit neun Stunden leistungsfähig zu sein. Tatsächlich aber gibt es Menschen, die mit sechs Stunden Schlaf und einigen kurzen Wachphasen in der Nacht am Tag topfit und munter sind. Dann ist die Schlafarchitektur in Ordnung. Keine der vier Szenen im Schlaf wurde unterbrochen. Und selbst das zweimalige Aufwachen dazwischen definiert keine Schlafstörung. Wenn ich das erkläre, sehe ich in überraschte Gesichter: »Aber ich liege nachts wach. Ich will durchschlafen.« »Ja, das wollen viele, aber nicht jedem ist das gegeben«, lautet meine Antwort. »Mit einer leichten Schlaftablette könnte das auch bei mir klappen«, so der Widerspruch der Patientin. Nein, auf keinen Fall. Schlaftabletten verändern die Architektur. Was scheinbar Ruhe ist, ist in Wirklichkeit ein Eingriff ins Gehirn. Die Substanzen verändern nicht nur die neuronale Mixtur der Botenstoffe, sondern sie täuschen einen Schlaf vor, wo keine Erholung ist. Nichts, wirklich nichts kann Ihren natürlichen Schlaf ersetzen. Erst Ihr eigener, biologischer Automatismus der Melatoninproduktion, des Herunterschaltens der Körpersysteme bei Nacht bietet Ihnen Erholung. Es ist völlig akzeptabel, hin und wieder schlaflos zu sein. Nehmen Sie es an mit allen Konsequenzen. Bleiben Sie locker. Der Folgetag wird dann nicht ganz so leistungsstark, die Aufmerksamkeit vielleicht ein wenig getrübt. Sagen Sie sich, all diese Merkmale bringen Sie dem nächsten Schlaf näher. Medikamente für die Nacht führen nur in einen flachen Schlaf und auf Dauer in die Abhängigkeit.

Eine ernste Schlafstörung liegt erst vor, wenn die folgenden Kriterien zutreffen:

- anhaltende Einschlaf- und Durchschlafstörung über mindestens vier Wochen,
- extreme Müdigkeit und Unwohlsein am Tag,
- Gedächtnis- und Konzentrationsprobleme,
- massive Reizbarkeit und Stimmungsschwankungen,
- Fehlerhäufigkeit in der Leistung,
- geringere Motivation für die Aufgaben,
- körperliches Missempfinden wie Kopfschmerzen, Magen-Darm-Beschwerden, Schwindel,
- sozialer Rückzug sowie
- Gedankenkreisen und Sorge, der Schlaf könnte nicht gelingen.

Fazit: Sollten diese Kriterien zutreffen, dann empfehle ich Ihnen, ein Schlaftagebuch zu führen. Zwar stellen Sie dann Ihre Sorge um den Schlaf in den Mittelpunkt der Gedanken, aber doch kann es Hinweise auf die Ursachen bieten, die es zu beheben gilt.

Fragen Sie sich Folgendes am Morgen nach einer schlafgestörten Nacht:

- Wann bin ich ins Bett gegangen?
- Wie lange habe ich wach gelegen?
- Wann, warum und wie oft bin ich in der Nacht aufgewacht?
- Wann wurde ich morgens wach?
- Wie habe ich mich nach dem Aufwachen gefühlt, welche Beschwerden habe ich festgestellt?
- Was habe ich am Abend zuvor gegessen, getrunken, habe ich mich aufgeregt?
- Was habe ich am Abend zuvor getan, um zu entspannen?
- Wie habe ich versucht, das Grübeln zu unterbrechen?
- Welche negativen Gefühle empfinde ich, wenn ich im Bett liege: Unsicherheit, Traurigkeit, Einsamkeit oder Angst?

Ein Therapeut erkennt aus diesen Aufzeichnungen, ob der Schlafstörung ein Leiden der Seele zugrunde liegt. Als Vera Suchart zu mir kam und von ihren Einschlafproblemen berichtete, standen ihr die Zeichen einer Schlafstörung bereits ins Gesicht geschrieben: Die Zornesfalte verlief tief und steil auf der Stirn, dunkle Schatten lagen unter den Augen. Ihre Stimme klang wie durch Watte gesprochen: »Ich würde alles tun, um endlich Ruhe zu finden.« Auf meine Frage, was sie bereits unternehme, antwortete sie: »Nichts mehr. Weder Baldrian noch Musik, noch ein Glas Rotwein haben geholfen. Ich verabrede mich nicht mehr, gehe abends überhaupt nicht mehr aus dem Haus, um Ruhe zu halten. Es hilft nichts.« Ich runzelte die Stirn, fragte sie nach dem Abendritual. »Och, nicht mehr viel. Ich schalte das Smartphone leise und setze mich vor den Fernseher, bis ich einschlafe. Nach meist einer Stunde schrecke ich hoch, bin eingenickt; dann schleppe mich ins Bett – und liege wach. Seit letzter Woche steht der Fernseher vor meinem Bett, damit ich am Ende nicht aufstehen muss.« »Und hilft das?« »Nein, ich wache trotzdem auf. Aber ohne den Fernseher kommt die Angst, die Angst vor dem Einschlafen.

Ich lenke mich mit Netflix ab.« Damit hatte Vera den sensiblen Punkt getroffen. Es war ihre Angst vor dem Einschlafen. Dahinter verbarg sich das Gefühl, nachts hilflos zu sein, die Kontrolle vollständig abzugeben.

In den folgenden Wochen arbeitete ich mit Vera an diesen Gedanken der Angst. Wir legten die Idee auf den Tisch, dass die Nacht eine Sternstunde für die Seele ist. Sie darf sprechen, Bilder senden, darf in kreativer Weise Ängste, Sorgen und auch die schönen Seiten des Tages zusammenfügen. Die Seele darf jede Botschaft senden, denn die Seele meint es gut, sie würde nie ein emotionales Desaster anrichten. Vera lernte, ihrer Seele zu vertrauen. Heute freut sich Vera auf ihr Bett. Sie ist gespannt, was die Seele erzählt in der Nacht, und sieht in diesen Storys das immense Potenzial an Fantasie und Lösungen. Es dauerte genau vier Wochen – und Veras Schlafarchitektur hatte sich vorbildlich entwickelt.

SELBSTTEST: IST IHRE SCHLAFARCHITEKTUR GESUND?

Ich schlafe sechs bis neun Stunden in der Nacht.	Ja ☐	Nein ☐
Ich wache nicht mehr als ein Mal in der Nacht auf und schlafe nach kurzer Zeit ohne Schwierigkeiten wieder ein.	Ja ☐	Nein ☐
Ich richte mich nach meinem Biorhythmus und kann auch bei spätem Zubettgehen sechs bis neun Stunden schlafen.	Ja ☐	Nein ☐
Ich verzichte mindestens zwei Stunden vor dem Zubettgehen auf Giftstoffe wie Nikotin, Alkohol oder Koffein.	Ja ☐	Nein ☐
Ich esse nach 20 Uhr keine schweren, den Magen-Darm-Bereich belastenden Mahlzeiten.	Ja ☐	Nein ☐

Ich treibe regelmäßig, mindestens drei Mal in der Woche jeweils fünfundvierzig Minuten Sport.	Ja ☐	Nein ☐
Ich verzichte auf körperliche Anstrengungen vor dem Schlafengehen.	Ja ☐	Nein ☐
Ich vermeide es, abends E-Mails und Messages zu checken oder Problemgespräche zu führen.	Ja ☐	Nein ☐
Vor dem Zubettgehen führe ich eine Achtsamkeitsmeditation durch. Entweder gehe ich eine halbe Stunde spazieren oder konzentriere mich in entspannter Sitzhaltung fünfzehn Minuten auf meinen Atem oder lausche einer Entspannungsmusik. Gedanken halte ich nicht fest, ich nehme sie kurz wahr, um sie dann ziehen zu lassen.	Ja ☐	Nein ☐
Ich gehe zu Bett, wenn ich Müdigkeit verspüre.	Ja ☐	Nein ☐
Im Bett halte ich mich nur für Schlaf oder Sex auf.	Ja ☐	Nein ☐
Ich achte auf eine gute Schlafhygiene, das heißt: Die Matratze empfinde ich als angenehm, das Bettzeug ist sauber, das Kissen stützt den Nacken.	Ja ☐	Nein ☐
Keine Lichtquelle stört mein Zimmer, es ist dunkel und kühl mit angenehmer Temperatur, es gibt keine Lärmquelle.	Ja ☐	Nein ☐
Mein Schlafzimmer ist kein Arbeitszimmer! Rechner, Tablet, Smartphone liegen nicht auf dem Nachttisch, einen Fernseher gibt es nicht im Raum.	Ja ☐	Nein ☐
Ich benutze einen altmodischen Wecker, dessen Zifferblatt nicht in meinem Blickfeld leuchtet.	Ja ☐	Nein ☐

Wenn ich aufwache in der Nacht, bleibe ich gelassen. Wenn ich nach gefühlten fünfzehn Minuten nicht einschlafen kann, verlasse ich das Zimmer, lese in einem seichten Roman, bis ich wieder müde bin. Ich wiederhole diese Abfolge mehrmals, bis ich einschlafen kann. Ohne Aufregung. Ohne Druck.	Ja ☐	Nein ☐
Auch bei Müdigkeit am Folgetag verzichte ich auf einen Powernap am Mittag. Ich putsche mich nicht durch Koffein auf, sondern gehe bei Müdigkeit am Abend zu Bett.	Ja ☐	Nein ☐
Auf keinen Fall schlafe ich im Wohnzimmer vor dem Fernseher ein, ich reagiere auf Müdigkeit am Abend, indem ich zu Bett gehe.	Ja ☐	Nein ☐
Meine Rituale am Abend sind mir wichtig. Auch wenn andere versuchen, mich davon abzuhalten, halte ich doch daran fest.	Ja ☐	Nein ☐
Ich verzichte auf Schlaftabletten, denn ich weiß, sie bringen die gesunde Schlafarchitektur durcheinander. Bei anhaltenden Schlafstörungen über mehrere Wochen suche ich gemeinsam mit einem Therapeuten nach den Gründen.	Ja ☐	Nein ☐

Auswertung: Jedes dieser Kriterien trägt zu Ihrer gesunden Schlafarchitektur bei. Sollten Sie in einer Zeile mit Nein geantwortet haben, so ist das ein Hinweis auf ein Bruchstück im Ganzen. Betrachten Sie jede Zeile, die Sie mit Nein beantwortet haben, genau, denn hier liegen die Ursachen für Ihre Schlafprobleme. Ändern Sie, was stört, und bitte bedenken Sie: Nur das konsequente Umsetzen all dieser Details bringt Ihnen den Schlaferfolg.

Kein Hype ums Träumen

Menschen erzählen mir gerne ihre Träume. Nach dem Sport zum Beispiel kann es passieren, dass ein Freund mich zur Seite nimmt und hinter vorgehaltener Hand fragt: »Du, warte mal. Kann ich dir kurz meinen Traum erzählen? Vielleicht weißt du, was der bedeutet.« Ich wehre dann freundlich ab und antworte, dass erstens nur der Träumer selbst seine Bilder entschlüsseln kann und dass sich zweitens mehr Hype als Wahrheit hinter den allgemeinen Traumsymbol-Interpretationen verbirgt.

Es mag Sie enttäuschen, aber ich halte nicht viel von Traumdeutung, und die Theorien nach Sigmund Freud scheinen mir doch ziemlich antiquiert. Trotzdem geht eine Faszination von den Bildern aus, die das Gehirn nachts sendet. Häufig berichten Patienten von Geschichten, die sie nicht mehr loslassen. Und manchmal enthalten diese Geschichten einen ganzen Spannungsbogen nach bester Manier der Prosa – mit einem Anfang, einer Mitte, einem Ende, mit einem Helden, der kämpft und stirbt oder siegt. Genießen Sie es, im Traum ein Sieger zu sein, nehmen Sie das gute Gefühl mit in den Tag. Oder gehen Sie gemeinsam mit Ihrer Seele auf die Spurensuche der Vergangenheit. Es ist eine schöne Vorstellung, dass sich quasi wie im inneren Film die Gene neu positionieren, die Zellen reparieren, dass die Emotionen Kapriolen schlagen dürfen, wo sie in der realen Welt keinen Freiraum finden. Nur taugen diese Träume nicht als Glücksversprechen und auch nicht als böses Omen. Sie sind ganz einfach, was sie sind: Ein Sturm der Bilder in Ihrem Kopf.

Ich weiß, Sie möchten anderes lesen, möchten vielleicht eine spirituelle Klärung erhalten. Die aber zu liefern wäre vermessen und wissenschaftlich nicht haltbar. Ob Sie im Job erfolgreich sein werden, ob Ihnen die große Liebe beim Bäcker begegnet, ob Ihre Liebsten gesund bleiben, das entscheidet sich nicht im Schlaf. Dafür müssen Sie die Realität erkennen, die Fakten etablieren, Ihr Wissen und Ihre Logik bemühen. Erfolge brauchen Bewusstheit und Disziplin im wachen Zustand. Und doch kann ein Traum Ihnen ein Bild von einer unterdrückten Emotion liefern und damit eine neue Sichtweise auf ein Problem eröffnen. Es sind die kleinen Randerscheinungen, die mehr Gefühl als Wahrheit darstellen und die Sie letztendlich bereichern. Bei Tag werden diese oft übersehen, im Stress gehen sie unter. In der Nacht aber, wenn die Seele schwebt, dann finden diese kleinen Momente Beachtung. So mögen Träume markieren, was bislang missachtet wurde. Sollte es Ihnen gelingen, diese Bilder nach dem Aufwachen noch einen Moment in Ihrem Gedächtnis festzuhalten, dann kann es sein, dass Assoziationsbrücken entstehen. Mehr können Sie von Ihren Träumen nicht erwarten.

Kapitel 7: Die persönlichen Faktoren von Glück

Glück ist der Stoff, mit dem wir uns umhüllen wollen. Er soll strahlen aus jeder Pore, soll leuchten in den Augen mit jedem Blick.

Glück ist das Synonym für ein gelingendes Leben in Gesundheit, Dauer, in Liebe.

Glück ist universell, unabhängig von Herkunft, Geschlecht, Bildung und Alter.

Aber das Wort verkommt aktuell zu einem oberflächlichen Begriff. Da wird Reichtum vorgeschoben. Da werden Ideen von Luxus verbreitet. Da wird von geschickten Marketingstrategen suggeriert, dass dieser Stoff tatsächlich zu kaufen sei. Glück aber lässt sich nicht kaufen, es ist und bleibt eine Sache der Seele. Daran ändern auch die Regierungen dieser Welt nichts, wenn sie sich das Glück der Menschen ins Programm schreiben – und wenig auf das Wohlgefühl Einzelner achten. Stattdessen messen sie, was allgemeingültig erscheint, pressen Faktoren wie Bruttoinlandsprodukt, finanzielle Sicherheit und soziale Wohlfahrtsgedanken in ein Koordinatensystem, erstellen Rankings über wirtschaftliche Freiheit und ein funktionierendes Gesundheitssystem. Sie denken, dass ein solches Grundrauschen von Glück auch den Einzelnen infizieren würde. Tut es nicht. Die Zahlen jenseits dieser Koordinatensysteme sprechen von einer anderen Wahrheit. Wenn sich Deutschland im World Happiness Report[17] zu den zwanzig glücklichsten Staaten der Welt zählen darf, so mag das in der Allgemeinbetrachtung wie ein Spitzenplatz erscheinen. Als Psychotherapeut und Mediziner aber rechne ich mit anderen Daten. Mich interessiert das Grundrauschen in einem Land nur rudimentär, denn im Mittelpunkt meiner Arbeit steht der einzelne Mensch mit seinen Ängsten und Depressionen. Ich frage: Was hält ihn von seinem persönlichen Glück ab? Warum ist seine Seele wie taub und wirkt die Freude am Leben wie eingefroren? Warum trübt Angst seinen Blick auf die Zukunft? Warum trägt er diese Schwere in sich, die zuerst die Gedanken, dann das Herz und später den gesamten Organismus schädigt?

Traurigkeit über eine lange Zeit ist wie ein Sterben auf Raten. Und es ist völlig unabhängig von der allgemeinen Situation, in der ein Land sich befindet. Obgleich Wohlstand herrscht, Friede und Freiheit in einer wunderbaren Weise gelebt werden, obgleich die Natur blüht, erreicht das alles viele Menschen nicht. Auf ihren Schultern lasten Sorgen und Ängste! Ihr Leben zwingt sie in die Knie. Schönheit, Reichtum und Besitz sind nur Ablenkungen, die Erleichterungen für eine kurze Zeit bieten. Bald schon schmerzt die Seele wieder, und das Leben wird kaum zu stemmen sein. Zuerst kommt die Traurigkeit, danach ein Gefühl, als würde ein Teil sterben. Wie abgespalten vom Glück fühlt sich der, den dieser Zustand packt. Leider nimmt die Zahl der Betroffenen stetig zu. Die Folgen sind alarmierend: Jeder vierte Bürger in Deutschland erfüllt die Kriterien einer belastenden psychischen Erkrankung. Angst, Depression und Sucht nach Alkohol sind wiederum Treiber für einen persönlichen unglückseligen Zustand und für das Fallen in ein inneres schwarzes Loch.

Die Gründe sind vielfältig: gefangen im Hamsterrad des Alltags; Blindheit für zauberhafte Augenblicke, fehlende Gesten der Mitmenschlichkeit, ein Drehen um das Ego und um die Fragen: Wie kann ich höher, schneller, weiter laufen, mehr erreichen als andere? Wie kann ich mich selbst verwirklichen auf allen Ebenen – denn Selbstverwirklichung ist gerade hipp.

Gefühle wie Liebe, Zuversicht, Dankbarkeit, Freude scheinen verschwunden in diesem Stress, den sich Menschen selbst kreieren. Ohne Hilfe kann sich dieser Zustand verfestigen, die Traurigkeit kann sich so weit steigern, dass sie den Lebenswillen erstickt. Eine Pille kann vielleicht Symptome lindern, eine Therapie kann den Weg weisen. Ein Therapeut ist dann der Begleiter, der Impulsgeber.

Er kann den Ursprung der Traurigkeit suchen und sein Wissen mitteilen. Verändern aber kann er nicht. Das können nur Sie selbst.

Und nun komme ich zu der guten Nachricht in diesem Kapitel:

Es gibt ein verblüffend einfaches Rezept, damit Ihre Seele gesunden kann, und das lautet:

Sagen Sie Ja zu sich und der Situation. Halten Sie einen Moment inne und sehen Sie sich genau an, wo Sie stehen, was Sie fühlen, bleiben Sie für einige Minuten mit ruhigem Atem in der Gegenwart! Blenden Sie aus, was Zerstreuungen sind. Verbiegen Sie sich nicht, überdecken Sie nichts. Spüren Sie nach und erkennen Sie an: Sie sind traurig. Sie fühlen sich verdammt schlecht. Ihnen fehlt es an Antrieb und an positiven Gedanken. Ziele haben Sie schon lange nicht mehr. Sie sind unten. Und da gibt es nichts als Leere.

Sagen Sie sich: Es ist, was ist.

Das ist Ihre Momentaufnahme! Sie empfinden Scham, Trauer, Ärger, Enttäuschung, was auch immer, es ist die persönliche Wahrheit, da gibt es nichts zu beschönigen: Es ist, was ist.

Ich weiß, dass dieses Eingestehen einer verdammt verfahrenen Situation schmerzhaft ist. Oftmals rollen Tränen. Die Seele ist wund. Aber das Anerkennen dieses Zustandes ist der Punkt null. Erst wenn Sie dort stehen, können Sie neu starten. Erst danach können Sie Ihre Situation verändern. Später wird es darum gehen, Ihren Talenten und Stärken wieder zu begegnen, Aufgaben zu erfüllen, die zu Ihrem Temperament passen. Irgendwo in der Ferne sehen Sie bereits dieses Licht, und in Ihnen schimmert eine Hoffnung, dass Ihnen das Leben noch viele zauberhafte Augenblicke bescheren wird. Jetzt aber ist diese Zeit noch nicht gekommen. Es wäre falsch, diese erahnten Augenblicke in die Gegenwart zu zerren, das würde nur neuen Stress, neue Enttäuschungen nach sich ziehen. Denn jetzt ist die Zeit der Ruhe, der Wahrheit: Ihre Seele leidet, vielleicht waren Sie nie entfernter von Ihrem eigenen Glück. Das ist so! Nehmen Sie es an.

Ich will, dass Sie Ihr Leben angenehm, sinnvoll empfinden, dass Sie sich und andere lieben, dass Sie jene kleinen schönen Augenblicke im Alltag wieder entdecken und wertschätzen. Zu viel versprochen? Nein, Sie sind auf dieser Welt, um genau das zu erreichen. Natürlich wird es immer wieder Phasen geben, in denen Sie sich müde fühlen, in denen Sie wütend werden, zweifeln. Auch das ist gesund, solange sich diese destruktiven Gefühle nicht in Ihrer Seele einnisten. Sie haben es in der Hand. Sie können frühzeitig reagieren, gegensteuern, Ihr Glück wieder am Zipfel packen. Davon handelt dieses Kapitel. Und ich lehne mich nicht zu weit vor, wenn ich Ihnen schon an dieser Stelle sage: Ihre Traurigkeit wird ein Stück durchlässiger, sobald Sie Folgendes beherzigen:

1. Akzeptieren Sie Ihre Situation. – *Es ist, was ist!*
2. Erkennen Sie die Auswirkungen Ihres Handelns im Guten und im Schlechten. – *Was Sie heute tun, beeinflusst das Morgen.*
3. Schließen Sie einen Vertrag mit sich selbst. – *Geben Sie sich Ihr Wort, sich selbst zu lieben und zu respektieren!*

Diese drei Pfeiler bilden den Handlauf auf Ihrem Weg raus aus der seelischen Taubheit. Diese triggern Ihre Selbstverantwortung, und damit geben Sie die Schuld nicht mehr den anderen.

Sie dürfen zunächst wütend sein über das, was war. Brüllen Sie es heraus, schlagen Sie in ein Kopfkissen, heulen Sie, aber dann erkennen Sie: An diesem Punkt, der Sie damals verletzte, stehen Sie heute nicht mehr, heute sind Sie dem entwachsen. Sie haben sich seit der damaligen Verletzung ein reiches Repertoire an Erfahrungen, Wissen und Interpretationsmöglichkeiten zugelegt, und heute dürfen Sie auf eine Gegenwart blicken, die Sie eigenverantwortlich verändern können. Es ist wichtig, dass Sie nicht rückwärtsgewandt stecken bleiben. Jammern über die Vergangenheit wäre wie ein immerwährendes Drehen in Problemen und im Mangel. Die Wunden an der Seele würden offen gehalten durch negative Gedanken und Gefühle. Nicht Ihre Eltern, nicht die Lehrer, nicht die Umstände oder die Natur sind schuld an Ihrer inneren Leere. Sie dürfen die Verantwortung nicht abgeben und schon gar nicht die Stolperfallen in der Vergangenheit immer wieder bewerten. Bedenken Sie: Sie allein entscheiden jetzt, ob Sie zufrieden, erfolgreich und glücklich sind. In diesem Moment der Gegenwart können Sie Ihren Lebensweg ändern und damit auch Ihren Pegel an Zufriedenheit. Sagen Sie sich: »Ich nehme mein Leben selbstbestimmt in die Hand. Ich verändere, was stört.«

Raus aus der Vergangenheit, das Jetzt zählt

Ich rate traumatisierten Menschen, an die Krise, die Gefahr, den Unfall zu denken. Bei besonders einschneidenden, schmerzhaften Erlebnissen, wie Verlust eines geliebten Menschen, Ausbruch einer schweren Krankheit, einem Unfall mit gesundheitlichen Folgen, sollten Sie sich einen Psychotherapeuten zur Seite stellen, mit ihm gemeinsam an den Verletzungen der Seele arbeiten. Bei oberflächlichen Verletzungen der Seele, wie Enttäuschung durch den Partner, Konflikt mit Kollegen, Kündigung oder Geldsorgen, kann ein Blick zurück für die Heilung wichtig sein. Rufen Sie sich das Drama in Erinnerung. Gehen Sie gedanklich noch einmal in die Situation. Das erfordert Mut. Das verursacht Schmerz. Würden Sie diesen Schmerz meiden, würden Sie in dem Erlebten stecken bleiben. Sie würden bewegungsarm, traurig, angstvoll werden. Ihre Komfortzone würde sich verkleinern und die Chancen, die darüber hinaus sich böten, die könnten Sie nicht sehen.

Wir können seelische Dramen nicht ignorieren, Menschen wollen begreifen, verstehen und erkennen, wie es dazu kam. Bei einigen kann das mehr Zeit in Anspruch nehmen als erwartet. Das ist in Ordnung, denn jeder Mensch hat seinen eigenen, zum Teil angeborenen Zeittakt. Es gibt keine Richtlinie für das Verarbeiten der Verletzung an der Seele, und doch habe ich in meiner Praxis erfahren, dass es manchmal sehr, sehr schnell gelingt, die Vergangenheit zu einer bewältigten Erinnerung werden zu lassen.

ÜBUNG: VOM KRISENPUNKT IN DIE GEGENWART

Denken Sie an dieser Stelle einmal daran, was der Auslöser für Ihre Krise war. Lassen Sie vor Ihrem geistigen Auge den Auslöser der Krise, des Unfalls und der Gefahr derart groß werden, dass Sie trotz der zeitlichen Distanz den Schmerz nacherleben. Gehen Sie für wenige Minuten mental an diesen unsäglichen Schicksalspunkt zurück. Und dann verabschieden Sie sich. Das Geschehene ist Vergangenheit. Es darf in Ihr Unterbewusstsein abwandern, sich zu den Erinnerungen in Ihrer Lebensbibliothek fügen. Wenden Sie sich nun davon ab und drehen Sie sich in eine andere Richtung. Kommen Sie wieder an in der Gegenwart. Empfinden Sie Demut, dass Sie diese Situation überlebten und sogar meisterten. Atmen Sie durch und stellen Sie sich eine Zukunft vor, die von Liebe, Sinn und Engagement geprägt ist. Erkennen Sie Ihr Lebensziel, Ihren Fixstern, dem Sie folgen wollen.

Den Schlüssel zum persönlichen Glück finden Sie nicht in der Vergangenheit! Es ist der Moment im Hier und Jetzt, es ist Ihre Gegenwart, die darüber entscheidet, ob Sie traurig, erschöpft und im Weiteren depressiv werden – oder ob Sie den Blick auf Ihre Stärken und auf den Sinn Ihres Tuns lenken. Beginnen Sie jetzt, Ihre Seele zu heilen, indem Sie Freude, Dankbarkeit und Demut spüren. Dieser Ansatz entspringt der positiven Psychologie, die der US-Forscher Martin Seligman in den 1990er-Jahren – auf Basis des von Abraham Maslow 1954 eingeführten Begriffs – begründete. Seligman sagte sich, dass das Drehen in alten Mustern gehirnphysiologisch genau dieses Muster verstärkt, das der Patient auflösen möchte. Um es konkret zu sagen: Wer nur von seiner Traurigkeit erzählt, wird diese empfinden und hegen. Wer ausschließlich über Ängste, Hilflosigkeit und Mangel an Liebe spricht, wird genau diese emotionalen

Zustände verstärken. Zwar ist es richtig, einen Angstpatienten mit seiner Angst zu konfrontieren, damit er erfährt, dass diese zu bewältigen ist, aber ein immerwährendes Forschen nach Gründen ist wie ein Rückwärtslaufen gegen die Zeit. Es bringt Sie fort von dem, was Ihr Ziel markiert.

Damals ging ein Aufschrei durch die Fachwelt. Da gab es einen, der all die Erkenntnisse seit Freud infrage stellte, sie gar negierte? Da stellte sich einer hin, gelassen und lächelnd, und behauptete, der Schlüssel zu mehr Glück und Wohlbefinden finde sich in positiven Emotionen? Seligman schreibt: »Der Inhalt selbst – Glück, Flow, Sinn, Liebe, Dankbarkeit, Zielerreichung, Wachstum, bessere Beziehungen – bedeutet, Menschen zum Aufblühen zu bringen. Herauszufinden, dass Sie mehr von all diesen Dingen haben können, vermag Ihr Leben zu verändern. Schon ein flüchtiger Blick auf die Vision einer blühenden menschlichen Zukunft kann Ihr Leben verändern.«[18]

Wie glücklich sind Sie?

Nach den allgemeinen Kriterien gelten Schönheit, Reichtum und Anerkennung der eigenen Leistung als Grundrauschen für Glück. So jedenfalls sehen es die Glücksforscher der Welt, wenn sie den Grad des Glücks der Bürger ihres Landes berechnen wollen. Dann schieben sie einen Fragebogen vor, werten aus, sammeln Daten und bilden ab, was am Ende doch keine Wahrheit ist. Es mag sich aus diesen Zahlen eine Qualität der politischen Lenkung in einem Land ablesen lassen. Es kann festgestellt werden, ob wirtschaftliche, kulturelle und gesellschaftliche Freiheit vorhanden sind und die persönliche Entfaltung gewährleistet ist. Um es vorwegzunehmen: In Deutschland ist die Glückseligkeit nur etwas über Mittelmaß. Der Wert bildet ab, was viele Menschen empfinden: »Ich bin ein bisschen glücklich, vielleicht einen Tick mehr als der Mittelwert.« Dieses Gefühl liegt bei 6,67 auf der nachfolgend erläuterten Skala:

10. Extrem glücklich: Sie fühlen sich ekstatisch, fantastisch, sind hocherfreut.
9. Sehr glücklich: Sie fühlen sich wirklich gut, empfinden ein Hochgefühl.
8. Ziemlich glücklich: Sie sind voller Energie und in guter Stimmung.
7. Etwas glücklich: Es geht Ihnen einigermaßen gut, hin und wieder sind Sie fröhlich.
6. Ein kleines bisschen glücklich: Sie fühlen sich einen Tick besser als normalerweise.
5. Neutral: Es geht Ihnen weder gut noch schlecht, ein Mittelmaß im Alltag.
4. Ein kleines bisschen unglücklich: Sie bewegen sich leicht unterhalb eines Mittelmaßes.
3. Etwas unglücklich: Ehrlich gesagt, es ging Ihnen schon einmal besser, aktuell fühlen Sie sich matt.
2. Ziemlich unglücklich: Sie sind energielos und erschöpft.
1. Sehr unglücklich: Wo Sie sonst Energie spürten, da ist Leere. Sie sind traurig und sehen in dem, was Sie tun, keinen Sinn.

Fazit: »Ein bisschen glücklich« ist zu wenig! Ein Tick mehr als Mittelwert hält Sie ab von den Ausschlägen nach oben und unten. Das Leben breitet sich nicht vor Ihnen aus, damit Sie »ein bisschen glücklich« sind. Das wäre Langeweile und ein Verharren in alten Mustern. In diesem mittleren Bereich der Skala sollten Sie nicht stehen. Sie würden an diesem Punkt niemals zur besten Version Ihrer selbst werden können. Sie würden nicht aus der Fülle all Ihrer Möglichkeiten schöpfen. Denn jenseits der allgemeinen und zu vernachlässigenden Glücksfaktoren von Reichtum, Schönheit und Anerkennung gibt es etwas, das sich zu entdecken lohnt, um Ihre Seele gesund zu halten: Es ist Ihr Eigensinn und Ihre Stärke. Es ist das Aufgeben bekannter Strukturen. »Ein bisschen glücklich« ist eine Warnung: Verharren Sie nicht in diesem Zustand, denn er erschöpft Sie. Leben ist so viel mehr als nur Mittelwert: Es ist Freude, Schönheit, Liebe, Zufriedenheit, aber auch Schmerz, Trauer und Angst. Jede Mischung daraus macht Ihr Leben spannend. Erst die ganze Palette aller Gefühle ermöglicht es Ihnen, in Reichtum, Vielfalt und Tiefe zu leben. Das ist Glück.

Was die Seele will

Dass Sie mein Buch lesen, ist ein Zeichen dafür, dass es nicht rundläuft in Ihrem Leben. Sie suchen nach einem probaten Ansatz, um die fortschreitende Traurigkeit zu stoppen. Sie besitzen also noch den Impuls, etwas zu verändern. Ihre Seele sendet noch Hilferufe. Gefährlich wird es, wenn die Seele schweigt. Dann zeigt sich die Stresskurve überdehnt, der Körper reagiert. Wir sprechen von psychosomatischen Symptomen, die je nach Persönlichkeit sich in Herz-Kreislauf-Beschwerden, Magen-Darm-Problemen, Autoimmunerkrankungen bis hin zum Krebs äußern können. Untersuchungen weisen darauf hin, dass besonders Menschen, die einst für ihre Aufgabe brannten, sich für ihre Familie über die Maßen engagierten, von einem Ausbrennen bis hin zur totalen Erschöpfung betroffen sind. Zu lange war die Stressphase gewesen, zu ungesund der Lebenswandel. Die Seele reagiert mit einer Depression, der Körper mit Dysfunktionen der Stoffwechselsysteme und der Organtätigkeiten. Innen die Krankheit. Außen das Scheitern der Karrieren, das Zerbrechen von Beziehungen und Familie – die persönlichen und wirtschaftlichen Konsequenzen sind verheerend. Ein negativer andauernder Stress löst sich nicht von selbst wieder auf, heilt nicht wie ein blutig aufgeschlagenes Knie. Denn Ihr Gehirn hat sich auf Ihr Lebensmuster eingestellt. Was Sie nun dringend brauchen, das ist eine Anleitung zurück zu Ihrem Wohlgefühl und zu jenem Sinn im Leben, der Sie wirklich erfüllt. Betrachten Sie dieses Kapitel als Pflegeanleitung für Ihre Seele.

Wie aber pflegt man etwas, das weder Organ noch Muskel noch Knochen noch Schleimhaut ist? Wo überhaupt finden Sie Ihre Seele, um ihr Ihre Aufmerksamkeit zu schenken?

Die Seele ist etwas Metaphysisches, schwebt über biologischen Definitionen hinweg wie ein Schleier aus Nebel, und doch spüren wir sie. Wissenschaftler bezeichnen sie als Psyche, als das Zusammenspiel aus Gedanken und Emotionen. Ich will hier weitergehen, will sie mit Ihrer Spiritualität verbinden, die sich aus Körperlichkeit, Sozialisation, Werten, Stärken, Erinnerungen, Erlebnissen, Vorstellungen und Handlungen ergibt. Damit wird die Seele einzigartig wie Ihr Fingerabdruck. Was Sie denken und fühlen, wird niemals ein anderer Mensch in dem ganzen Ausmaß so empfinden wie Sie. Und doch gibt es therapeutische Erkenntnisse, die jede Seele gesund erhalten können: Den ersten zarten Riss zu erkennen und zu heilen kann Sie vor weiterem Leid bewahren. Leider aber neigen wir dazu, mit Konsum, Genussmitteln und einem Kick im Alltag die kleinen Risse zuzudecken. Wir machen jene Fehler, vor denen schon die großen Denker aller Epochen warnten, indem sie mit gemeinsamer Stimme sagten: »Wahres Glück liegt im Menschen selbst – und nie im Außen.« Aristoteles vermied zwar das Wort Glück weitgehend, stellte aber das Streben nach dem Guten in Aussicht, damit ein Leben gelingen kann: »Jede Kunst und jede Lehre, ebenso jede Handlung und jeder Entschluss scheint ein Gutes zu erstreben. Darum hat man mit Recht das Gute als dasjenige bezeichnet, wonach alles strebt.« Ich folge ihm!

Glück bedeutet nicht Schönheit, Reichtum, Sex, Reisen und Abenteuer. Das alles kann Sie in eine abgestumpfte Langeweile führen, wenn nicht sehr schnell sehr viel mehr vom Gleichen erfolgt. Dann geht es irgendwann nur noch um die Suche nach dem nächsten Kick. Damit überfordern Sie die Seele. Sie wird stumpf, denn sie darf sich nicht entfalten, wie es Ihrer Persönlichkeit entspricht. Sie kann das Potenzial in Ihnen nicht zeigen. Konsum, Materielles, Luxus sind kein Schutzschild gegen Traurigkeit, im Gegenteil, sie können sie gar befördern. Ein Lottogewinner, der über Nacht zum Millionär geworden ist, mag zunächst denken, alle Sorgen seien Vergangenheit – sind sie nicht! Laut Statistik sind rund 90 Prozent der Zufallsmillionäre nach drei Jahren ärmer – und unglücklicher – als zuvor. Auch Schönheit schützt vor Gier nicht, von der ganze Branchen profitieren: Rund dreiundzwanzig Millionen Eingriffe zur Optimierung der Schönheit werden jährlich vorgenommen, so die Zahlen,[19] die am Ende doch kein Glück beweisen: Ein schlanker Körper, eine kleine Nase, ein faltenfreies Gesicht, ein gestraffter Busen führen weder zu Glück noch zu einem gelingenden Leben – sie sind für mich der Versuch, sich vor dem seelischen Ertrinken zu retten. Das Absaugen von Fett pflegt die Seele nicht, auch das Spritzen von Botox verhindert die Traurigkeit nicht. Überhaupt ist das Feilen an Äußerlichkeiten eher eine dramatische Sache, die das Tempo des Unglücks erhöht: Einen Karriereschritt erreicht, wird der nächste anvisiert; eine Affäre beendet, wird die nächste gesucht; eine Reise erlebt, wird die neue geplant.

Und das Ergebnis? Das sogenannte Traumauto, schick und teuer, triggert das Belohnungszentrum im Gehirn nachweislich nur während der ersten Fahrt. Das Tragen eines Gucci-Kostüms erzeugt nur anfangs einen Besitzerstolz mit gerecktem Kinn in der Luft. Und selbst das Verliebtsein versetzt ein Paar nur kurze Zeit in einen Glücksrausch. All das ist nachweisbar durch bildgebende Verfahren, die Gehirnforscher einsetzen, um dem Glück auf die Spur zu kommen. Die Ergebnisse all dieser Forschungen beweisen: Ihre Seele will Gutes erleben im Aristoteles'schen Sinne. Dass er bereits Freundschaft, Liebe, Religion, Ziele und Gesundheit als erstrebenswertes Gutes bezeichnete, kommt der modernen Seelenpflege sehr nahe.

Kein Glück ohne Krisen

Als Arzt und Psychotherapeut halte ich nicht viel von den allgemein formulierten Glückskriterien – im Gegenteil. Ich richte den Fokus auf Sie als Menschen mit Ihrer Traurigkeit und Sehnsucht, bald wieder glücklich zu sein, erfolgreich im besten Sinne zu werden. Sie sollen das Genie in sich wecken, Ihre Stärken trainieren und Ihre Schwächen mit einem Lächeln hinnehmen. Was im Außen geschieht, wird dann zu einem netten Sahnehäubchen. Das Lob des Chefs, die Gehaltserhöhung, die Party mit Freunden und die Abenteuerreise auf dem Amazonas sind kleine Schnipsel von Glück, die im Gehirn glühen für einige Minuten. Bitte bedenken Sie: Aufzublühen, auf Dauer zufrieden zu sein, das geschieht, wenn Sie Ihre Seele gesund erhalten, weil Sie Ihre Werte, Stärken, Ihren Eigensinn vor die Belange der anderen stellen.

DIE FORMEL FÜR PERSÖNLICHES GLÜCK

Das Leben birgt eine wunderbare Chance, die lautet: Sie dürfen immer, an jedem Tag von vorne beginnen, neu denken, anders handeln. Wer dieses Wissen in seinen Alltag überträgt, kann stolpern, aber nicht mehr scheitern. Denn mit diesem Wissen können Traurigkeit und auch Orientierungslosigkeit für eine kurze Spanne auf dem Lebensweg vorkommen. Dennoch wird sich beides nicht als Dauerzustand zementieren, sondern Sie selbst entscheiden, wann sich wieder Freude, Sinn, Dankbarkeit und das Arbeiten an den Stärken etablieren wird.

Um auf Dauer seelisch und körperlich gesund zu bleiben, ist es wichtig, die Verantwortung für alles, was geschieht, ob gut oder schlecht, scheiternd oder siegend, bei sich selbst zu lassen. Nicht die Umwelt ist schuld am aktuellen Dilemma der Seele, nicht die Partnerin oder der Chef. Natürlich tragen Sie keine Verantwortung für Schicksalsschläge – aber Sie entscheiden, wie Sie damit umgehen. Sie tragen die Verantwortung für Ihr Leben, und Sie werden fähig sein, Ihrem Leben eine andere Wendung zu geben.

Besonders bei Schicksalsschlägen fragen viele Menschen sich:

»Warum ich? Warum gerade ich?« So sehr ich die Frage verstehen kann – denn sie drückt letztlich den Wunsch nach Kontrolle aus –, so irreführend ist sie. Denn nicht das Warum bringt Sie weiter, sondern die Frage, wie Sie aus einem Schicksalsschlag das Annehmbare machen:

- Sie akzeptieren, was ist.
- Sie übernehmen die Verantwortung für das, was geschah. Und wenn das Schicksal gemein zu Ihnen war, so hadern Sie nicht. Denn durch Hadern lässt es sich leider nicht ungeschehen machen.
- Sie haben den Mut, Ihre Fehler und Fehlentscheidungen anzuerkennen.
- Sie werden in diesem Moment beginnen, mit Fleiß und Disziplin die schädliche Situation, in der Sie sich befinden, zu verändern.
- Sie definieren Ihre Aufgaben und Ihr Ziel und lassen sich durch nichts und niemanden von dieser Zielerreichung abbringen.

Glück = Akzeptanz + Verantwortung + Mut und Disziplin zur Veränderung

Fazit: »Kein Gift für die Seele« ist ein Programm. Es umfasst Ernährung, Bewegung, das Trainieren der eigenen Stärke, das Fokussieren des Fixsterns auf dem Lebensweg.

Das setzt Mut und Fleiß voraus. Persönliches Glück geschieht nicht über Nacht.

Zu meinen Patienten zählen auch Unfallopfer, die ihre Gesundheit manchmal für eine lange Zeit verloren haben. Denken Sie, dass diese Menschen unglücklich bleiben, wenn sie nie wieder zu 100 Prozent genesen? Nein, diese Patienten sind durch körperliche und seelische Pflege in der Lage, bald wieder Glück zu empfinden. Sie öffnen sich dem Leben angstfrei und zuversichtlich in der Gegenwart. Sie strahlen bald wieder, und dieses Strahlen verrät, dass sie Pläne haben, die mit positiven Emotionen entstehen. Und genau das ist der Schlüssel zur seelischen Widerstandskraft, die wir auch Resilienz nennen: Eine Krise wird nicht mit einem Etikett versehen, etwa mit den Worten: »Alles umsonst«, »Keine Chance mehr«, »Hier endet mein gutes Leben«.

Ein Mensch, der Krisen durchlebt, durch einen Sport- oder Autounfall beide Beine verliert, kann wieder Glück empfinden, obwohl er niemals mehr den Sand unter den Füßen knirschen hört, niemals wieder fühlt, wie Meereswellen seine Zehen umspülen. Nach überwundenem Schmerz wird er wieder Glück empfinden! Der Prozess der körperlichen und seelischen Gesundung setzt unmittelbar nach dem Schmerz ein. Nach einer angemessenen Zeit, in der er trauert und sich einigelt, werden die körperlichen und seelischen Wunden umso schneller vernarben, je früher es heißt: *Es ist, was ist.*

Dieser eine Satz ist ein Schutzschild, um das Jammern über Situationen zu beenden und nicht in ein endloses Unglückstal zu fallen. Ohne diesen Satz würde ein Mensch sich in einen Sumpf begeben, der aus Traurigkeit, Hilflosigkeit, Selbstvorwürfen bestünde. Er würde untergehen im Selbstmitleid und mit ihm seine Stärken, sein Eigensinn, sein Genie. Zwar ist eine Reflexion und Analyse über Geschehenes wichtig, da das Gehirn eine gewisse Zeit braucht, um das

Unglück zu interpretieren und es zu seinen Erfahrungen hinzuzufügen. Aber es dürfen sich keine Muster bilden, die eine Krise mit all ihren begleitenden Emotionen zu einem vorherrschenden Gedankenthema erheben, da dies die neuronale Chemie extrem ungünstig beeinflussen würde.

Im Schnitt vergeht ein Jahr, um nach einer schweren Krise zu diesem Satz zu finden: *Es ist, was ist.* Danach wird das Erlebte ein Teil der Autobiografie, ein Teil der Erinnerungsbibliothek. Ab diesem Moment dürfen Sie umblättern, ein neues, weißes Blatt in Ihrem Leben beschreiben und sich entscheiden: »Der nächste Teil meiner Story bringt eine Wende im Spannungsbogen. Ich bin der Held, und dieser Held wird nicht traurig bleiben. Er wird den Sinn seines Lebens wiederfinden, wird Liebe spüren und wird sich engagieren für das, was ihm wirklich wichtig ist.«

Auch wenn Glück vielleicht ein zu großes Wort ist, um es dauerhaft im Alltag zu etablieren, dürfen wir doch immer daran arbeiten, es zumindest in seinen Ausschlägen zu erleben, um dann wieder zufrieden zu sein. Ich verspreche Ihnen, anders als bei gekauftem Luxus und anders als bei Anerkennung durch andere mündet diese selbstbestimmte Motivation nicht in einen Gewöhnungseffekt, weil positive Emotionen ohne Limit in Ihnen sind. Sie sind eine nie versiegende Quelle für Ihr persönliches Glück und können damit sogar Ihr Leben verlängern. Das beweist eine der intensivsten Studien, die der Neurologe David Snowdon von der University of Kentucky 1986 begann.[20] Er führte sie mit fast sechshundertachtzig amerikanischen Nonnen des *Ordens der Schulschwestern von Notre Dame* durch. Die Nonnen waren zu Beginn der Forschung zwischen fünfundsiebzig und hundertzwei Jahre alt, und diejenigen, die bis zu hundertneun Jahre alt wurden und noch lebten, ließen fortwährend ihre physischen und psychischen Fähigkeiten testen. Man darf davon ausgehen, dass keine der Nonnen rauchte, trank oder sonstige schädliche Laster hatte. Sie hatten die gleichen Lebensumstände, den gleichen Tagesrhythmus und verübten die gleichen Aufgaben. Dennoch zeigten die Nonnen Unterschiede hinsichtlich ihrer körperlichen und mentalen Gesundheit sowie der Dauer ihres Lebens. Um es auf den Punkt zu bringen: Man fand heraus, dass die positiven Emotionen für das längere und gesündere Leben den relevanten Unterschied machten. Denn jede Nonne hatte zum Eintritt in den Orden einen Aufsatz geschrieben, in dem sie erklärte, welche Absichten sie mit dem Eintritt in den Orden verband. Nonnen, die hier positive Gefühle und Lebenszufriedenheit zum Ausdruck brachten, blieben über die Jahre der Langzeitstudie gesund. Sie lebten im Durchschnitt sieben Jahre länger.

Fazit: Glück ist abhängig von Ihren positiven Emotionen. Es ist entscheidend, ob Sie in Ihren Worten Zuversicht zum Ausdruck bringen und das Leben bejahen, ob Sie Freude bei Ihren Aufgaben empfinden und Dankbarkeit spüren. All das führt zu Ihrer Lebenszufriedenheit. Sobald Sie Ihr Leben als engagiert, angenehm und sinnvoll empfinden, wird Ihre Seele heilen. Positive Emotionen sind übrigens nicht angeboren. Sie können Sie steuern und bestimmen. Ihr Glück liegt also in Ihrer Hand.

Kapitel 8: Individuelle Stärken für die seelische Gesundheit

Ob Ihr Beruf eine Berufung ist, ob Sie Erfüllung und Freude empfinden in dem, was Sie tun, das ist eine Sache Ihrer Stärken. Die nämlich bilden Ihre innere Perlenkette, die sind der Schmuck in Ihrem Charakter. Sobald Sie diese in sich entdecken und im Weiteren der Welt zeigen, werden Sie in einer sehr authentischen Weise erfolgreich sein. Das Erkennen und Anerkennen Ihrer Stärken gibt Ihnen Gelassenheit und Ausdrucksstärke. Sie sind der Schmuck, der für kein Geld zu kaufen ist, sondern einzig durch Ihre Willenskraft entsteht. Dann wird das Lob der anderen kaum eine Rolle für Ihren Selbstwert spielen, und eine Kritik wird Sie nicht ins Wanken bringen. Sie wissen vielmehr um Ihre innere Kraft. Daran halten Sie sich fest, die strahlen Sie aus. Klingt gut? Ja, unbedingt. Denn Ihre Stärken haben den Platz in der Seele. Nur vergessen wir im Stress deren Beachtung. Und sobald wir ängstlich, traurig, mutlos werden, unterdrücken wir sie. Meist folgt ein Jammern: »Ich war schon immer ein Verlierertyp.« »Andere sind besser als ich.« »Mir klebt das Pech an den Fersen.« »Ich habe es nicht besser verdient.« »Ich erledige meinen Job, Spaß macht mir das nicht.« Stopp. Das sind Sätze, die Ihre Stärken ersticken. Streichen Sie diese durch und wenden Sie sich mit einer Schulterdrehung ab. Damit die Seele gesund bleibt, muss sie atmen können, sich entfalten dürfen. Sie will spüren, dass Sie an all den positiven Charakterfacetten polieren. Und sollten Sie nun einwenden, dass alte Glaubenssätze wie ein unauflösbares Muster in Ihnen wirken, so kann ich Ihnen versprechen: Nicht allgemeine Affirmationen lösen dieses Muster auf. Die alten hinderlichen Sätze nur ins Gegenteil umzuformulieren bringt noch keinen Motivationsschub, noch keine wirkliche Veränderung. Erst wenn Sie sich auf sich selbst besinnen, auf die wunderbaren Stärken in Ihnen, die nur darauf warten, sich mit Ihrem Charakter zu verweben, werden Sie aufblühen. Erst dann werden diese alten lästigen Sätze wie ein Relikt vergangener Tage sein, verstaubt und mit einer Patina überzogen.

Und die gute Nachricht lautet: Sie können diese besonderen Stärken ein ganzes Leben lang in sich entdecken und trainieren. Natürlich ist es gut, wenn dies von Kinder- und Jugendtagen an geschehen ist. Aber auch heute als Erwachsener ist es nicht zu spät, sich dieser Seelenebene zuzuwenden und damit Ihre Ausstrahlungskraft zu erhöhen. Und sollten Sie nun sagen, Sie wüssten nicht, welche Stärken in Ihnen ruhen, so sind Sie mit diesem Einwand in bester Gesellschaft. Aus psychologischen Studien ist bekannt, dass die meisten Menschen sich entweder über- oder unterschätzen. Das bewiesen u. a. die Psychologen Ethan Zell und Zlatan Krizan,[21] als sie mehr als 200.000 Teilnehmer befragten. Einige hielten sich für besser, als ihre Leistung das spiegelte, andere trauten sich weniger zu, als sie zu leisten imstande waren. Beide Extreme verhindern die Authentizität und fügen so der Seele Kratzer zu. Im ersten Fall der Überschätzung findet keine Suche und kein Training der Stärken statt. Im zweiten wird ein trauriger Rückzug vom Erfolg eingeleitet. Beides sollte nicht sein.

Was sind Ihre Stärken?

Sie dürfen entscheiden, welche Stärke Sie annehmen und trainieren möchten. Nichts ist in Stein gemeißelt, vielmehr gilt die Regel: Sie können sich jetzt in dieser Sekunde entschließen, neugierig und wissbegierig zu werden. Sie können sich vornehmen, zukünftig tapferer und optimistischer zu sein, statt über Situationen zu jammern. Während Talente wie ein Fingerprint seit der Geburt zu Ihnen gehören und sich nicht verändern lassen, können Sie Signaturstärken finden und ausbauen und Ihrem Charakter hinzufügen. Zu dieser Einsicht hat uns Martin Seligman verholfen, als er in seinem Buch »Der Glücksfaktor« schrieb: »Im Gegensatz zu Stärken zeigen sich Talente relativ automatisch. Sie können einfach hören, dass es das hohe C ist. Hingegen beruhen Stärken in aller Regel auf Willenskraft.«[22] Und genau darum geht es in diesem Kapitel:

- Entscheiden Sie, wie Sie sein wollen.
- Verbessern Sie Ihre Fähigkeiten.
- Arbeiten Sie an Ihrer Persönlichkeit.
- Handeln Sie Ihren Werten entsprechend – und Ihre Seele beginnt zu leuchten.

Es liegt immer an Ihnen, wie Sie Ihre Aufgaben erfüllen, Ihre Rollen im Alltag spielen. Es ist eine Sache der Willenskraft, ob Sie Ihre Aufgaben als Stress empfinden, als Bereicherung oder gar als tägliches Stärkentraining.

Stellen Sie sich eine Kassiererin im Supermarkt um die Ecke vor. Die Mitarbeiterin sitzt täglich acht Stunden auf dem schmalen Stuhl und zieht tausend Produkte über den Scanner. Oft haben Sie sich gefragt, ob ihr linker Arm abends schmerzt, ob sie noch im Schlaf das elektrische Piepen des Scanners hört. Regelrecht auf Spurensuche sind Sie gegangen, um Zeichen von Frust oder Überanstrengung zu sehen, aber Sie haben nichts entdeckt. Die Kassiererin sieht ausgeruht und fröhlich aus. Jeden zweiten Tag kaufen Sie dort Brot, frisches Gemüse und einige Kleinigkeiten ein. Für Sie ist solch ein Einkauf nichts mehr als die Notwendigkeit zwischen Job und Feierabend. Die Kassiererin begrüßt Sie mit einem freundlichen »Hallo, ich habe Sie schon vermisst«. Und dann fügt sie hinzu: »Man kennt seine Kunden mit der Zeit, weiß, welche Produkte jemand mag. Sie übrigens sind immer in Eile.« »Stimmt«, sagen Sie. Und während die Frau an der Kasse ohne Zeitverzögerung die Einkäufe scannt, weist sie Sie darauf hin, dass eine Orange im Netz faul ist. »Ich hole Ihnen schnell eine andere Packung.« Und schon schwingt sie sich aus der Kabine. Sie bedanken sich, finden das aufmerksam. Die Kassiererin lächelt wieder und antwortet: »Das ist meine Aufgabe, ich will, dass Sie zufrieden sind und gerne wiederkommen.« Und damit reicht Sie Ihnen die bereits geöffnete Papiertüte. »Sehen wir uns übermorgen wieder? Schönen Tag noch.« Während Sie Ihre Lebensmittel in die Tüte packen, hören Sie, wie die Kassiererin den nächsten Kunden, einen Mann mit Rollator, bedient. »Warten Sie, ich lege Ihnen die Kartoffeln ins Netz, Herr Meier.« Und plötzlich haben Sie das Gefühl, der Einkauf sei keine lästige Notwendigkeit mehr, sondern ein Ort für gute Energie. Die Stärken dieser Kassiererin lauten: Engagement und Menschlichkeit.

Vita activa

Individuelle Stärken sind es, die den Unterschied machen, ob wir gelangweilt, genervt und gedankenverloren handeln oder ob wir wirklich das Beste leisten wollen, zu dem wir fähig sind. Das geschieht immer dann, wenn Erfolg von einer Moral getragen wird. Dann entsteht die Tugend. Als universell erstrebenswerte Tugenden gelten überall, von Grönland bis Feuerland, folgende:

- Weisheit,
- Mut,
- Liebe,
- Gerechtigkeit,
- Mäßigung,
- Spiritualität.

Um diese Tugenden im Handeln zu zeigen, hat die Forschung 24 Stärken identifiziert. Sie tragen zur Seelengesundheit bei. Für welche Sie sich letztendlich aktiv einsetzen, das wird mit Ihrem Temperament zusammenhängen. Fest scheint zu stehen: Allein Ihre Willenskraft reicht, um den Alltag auf ein höheres, ein engagiertes Level zu heben. Dabei ist es egal, ob Sie Popstar, Arzt, Politiker, Manager oder Kassierer sind. Sobald Sie nach Ihrer Moral und Ihren Stärken handeln, fühlt sich eine Situation gut an. Sie wirken im Bereich der Tugenden. Denn Ihr Ego schweigt. Es ruft Ihnen im Falle der Kassiererin nicht zu: »Bleib sitzen! Soll der Typ doch selbst seine Orangen holen« oder »Ich bin hier, um zu kassieren, für mehr werde ich nicht bezahlt«. Nein, Sie wollen mehr tun als erwartet, weil die Seele sich freut, wenn eine helle Energie fließt.

Das Ego hingegen will Macht demonstrieren. Das ist der Grund, warum es nach wie vor Menschen in Managementetagen gibt, die trotz allen Wissens um eine stärkenbasierte Führung selbstsüchtig agieren. Ihr Verhalten ist autoritär und von Macht geprägt. Ihnen geht es nicht darum, die Potenziale der Mitarbeiter zu entfalten, sondern um die Bewunderung der eigenen Person. Das Gebrüll des Egos lautet: mehr Profit, mehr Boni, mehr Publicity, mehr Leistung nach meinen Bedingungen! Kein Platz für Empathie und Gedanken an die Umwelt. Die Tugend der Mäßigung bleibt ihnen fremd.

Wer Tugenden außer Acht lässt, verliert die Verbindung zu seiner Seele. Das Ego tanzt Pirouetten und verbeugt sich vor einem applaudierenden Publikum. Es will sich berauschen an der Bewunderung anderer und seinen unersättlichen Drang nach Siegen, Macht und Reichtum befriedigen. Ich bezweifle, dass Menschen mit solch narzisstischen Zügen je das reine Glück der Seele spüren können. Über die Jahre mag deren Seele schwach werden. Mehr vom Gleichen, lautet dann das Motto jenseits aller Mäßigung.

Ein Mensch mit Moral und dem Feingefühl für die eigenen Stärken und auch die Stärken der anderen, der handelt anders. Er setzt nicht mit Ego-Gewalt seine Ziele durch, auch wenn es dem Umfeld schaden sollte. Er ist bereit, Rückschritte zu setzen, Fehler zu machen, einen Beitrag für eine bessere Welt zu leisten. Ihm ist die Verbindung zu seiner Seele wichtiger als jede Eitelkeit.

- Er nimmt an, was ist. Er akzeptiert.
- Er fragt sich: Für was stehe ich im Leben? Wo habe ich mein Ziel verloren? Wohin setze ich den nächsten Schritt?
- Er überlegt: Wie kann ich mir selbst helfen, Freude und Richtung wiederzufinden?

Ich glaube, dass eine solche Bewusstheit im Hier und Jetzt mehr bewirkt, als allgemeingültige Strategien wie To-do-Listen zu erstellen, Prioritäten im Zeitplan zu setzen, sich Überstunden und Mehrarbeit zuzumuten oder schlichtweg Affirmationen vor sich her zu flüstern. Die Seele lässt sich nicht mit Allgemeinplätzen beruhigen. Was die Seele will, das ist wirkliche Zuwendung, indem Sie Ihre Stärken triggern.

Kein Talent, nirgendwo?

Bevor ich Ihnen einen Selbsttest biete, möchte ich noch einmal betonen: Bitte verwechseln Sie Talent nicht mit Stärke. Eine Stärke können Sie kraft Ihres Willens trainieren. Sie dürfen je nach Anspruch und Lebenssituation wählen. Ein Talent hingegen ist ein Geschenk von Gottes Gnaden. Es ist Ihnen in die Wiege gelegt. Sie mussten nichts dafür tun.

Nun habe ich festgestellt, dass die meisten Menschen nach den Talenten suchen – und dabei die Stärken übersehen. Dann kann es sein, dass sie ernüchtert feststellen: Da gibt es keine Krönung, keine Höchstleistung in mir, die andere in ein Staunen versetzt. Zwar singen sie im Chor, aber ihre Stimme verzaubert nicht. Zwar haben sie als Schüler gute Matheleistungen gezeigt, aber ein Einstein wäre nie aus ihnen geworden. Auch im Sport zeigten sie eine bessere Leistung als der Durchschnitt, aber ein Sprint von 100 Metern unter zwölf Sekunden wird ihnen nie gelingen. So könnten sie zu dem Schluss kommen, da schlummere kein Talent, alles unauffällig in Leistung und

Erfolg. Und genau hier liegt der Unterschied: Mit einem Talent in den Zellen kann Großartiges geschehen. Mit einem Stärkentraining wird aber eine Weltklasseleistung nicht möglich sein, dafür jedoch ein Beitrag zur Gesunderhaltung der Seele.

Auch eine Patientin, nennen wir sie Rita Goldschmidt, litt darunter, kein Talent zu besitzen, und hatte doch die Sehnsucht nach einer Leistung. Sie eröffnete unsere erste Therapiestunde mit dem Satz: »Ich fühle mich so nutzlos.« Dann rückte sie auf dem Stuhl verlegen hin und her und redete weiter: »Jetzt, wo die Kinder aus dem Haus sind, suche ich nach meinem Talent. Früher dachte ich immer, wenn die Jungs studieren, dann kann ich mich selbst verwirklichen. Und jetzt sind die beiden ausgezogen, und ich weiß nichts mit mir anzufangen. Ich finde nichts, was besonders an mir ist.« »Und wie fühlen Sie sich bei diesem Gedanken?«, fragte ich nach.

»Es ist, als würde ich in Watte leben, alles dumpf. Ich schlafe schlecht, langweile mich durch den Tag, ich habe keinen Ehrgeiz.« So redete Rita Goldschmidt, eine attraktive Frau von fünfundvierzig Jahren. Ich fragte sie, was sie konkret von mir erwartete, und sie antwortete unverblümt: »Medizin. Irgendeine Tablette, die mir das Grübeln nimmt.« Nun, das wäre keine gute Lösung, erklärte ich ihr, denn eine solche Tablette würde zwar die Symptome lindern können, nicht aber die Ursache beheben.

Rita Goldschmidt befand sich in einer Lebensphase, die eine große Chance barg, über sich selbst und die eigenen Stärken zu reflektieren. Hatte sie bislang mit Fürsorge ihre Söhne begleitet, war diese Aufgabe quasi über Nacht weggebrochen. Ein solcher Bruch im Alltag kann vieles auslösen: Freude auf neue Ziele, Freude über bislang Erreichtes, aber ebenso Traurigkeit, Orientierungslosigkeit und ein Zurückgeworfenwerden auf sich selbst. Letzteres empfand Rita, und ich sah meine Aufgabe darin, ihren Sinn für eine selbstverantwortliche Zukunft zu schärfen. Erst einmal riet ich ihr, ihre Stimmung anzunehmen. »Akzeptieren Sie Ihre Traurigkeit. Erkennen Sie, was schmerzt.« Es wäre keine gute Idee gewesen, bereits in der ersten Stunde ein dickes Pflaster auf die Wunden zu kleben, eine Pille zu schlucken, um sich dann zu sagen: »Wo bitte geht es zu einem anderen Leben?« In den folgenden Stunden erzählte Rita Goldschmidt mir davon, dass sie als Kind von zehn Jahren Gedichte geschrieben hatte, dass sie Bilder bekannter Künstler abmalte, um sie dann zu verändern in Farbe und Form. Das fand ich bemerkenswert – und sie auch. »Ich habe nie wieder vor einer Staffelei gesessen. Nie wieder eigensinnige Zeilen geschrieben«, wunderte sie sich. Und zum ersten Mal seit Beginn der Therapie redeten wir nicht über Verlust und Orientierungslosigkeit, sondern über eine längst vergessene Freude.

Das Erinnern an die besonders geliebten Aufgaben in der Kindheit kann eine Signalwirkung besitzen. Wenn diese aufblitzen, führen sie uns meist in jenen Bereich, den wir mit unseren Stärken verbinden. Und genau hier liegt der Unterschied zum Talent. Während das Talent sich wie ein roter Faden durch unser Leben zieht, kann der Faden der Stärken reißen, vergessen werden. Dann erfordern unsere Lebensumstände vielleicht das Arbeiten an anderen Stärken. So hatte Rita die Fürsorge als Mutter gewählt und ihre Kreativität nicht weiter beachtet. Nun war eine neue Zeit, die das Aktivieren einer anderen Signaturstärke erlaubte.

Rückblickend war diese Therapiestunde der Beginn ihrer seelischen Heilung. Indem sie mehr über die individuellen Stärken und deren Wirkung auf die Seele erfahren wollte, wendete sie sich wieder sich selbst zu. Keine Tablette hätte sie je zu der Einsicht gebracht, ihre fast vergessene Kreativität wiederzuentdecken und in den Alltag zurückzuheben. Zur Vorbereitung auf die nächste Stunde gab ich ihr ein Blatt, auf dem die nach wissenschaftlichen Aspekten gültigen Stärken aufgelistet waren. Ich bat sie, drei auszuwählen, die sie gerne verfeinern würde. Sie zögerte, stimmte dann zu.

Das Annähern an Ihre Stärken bringt kein Heureka mit sich, da gibt es keinen Jubelmoment wie bei dem Entdecken eines Talents. Denn sie wirken erst, wenn Sie Fleiß und Disziplin aufwenden. Nur dann werden sie zu einem Selbstverständnis und damit zur Grundlage für ein aktives und engagiertes Handeln.

Fazit: Sollte aber eine Ihrer individuellen Stärken auf einem Talent beruhen, ist alles möglich. Dann kann zum Beispiel Kreativität zu Kunst werden, Lerneifer zur Wissenschaft führen oder Erfindergeist zu einem erfolgreichen Start-up.

Es ist unter anderem das Verdienst von Martin Seligman, dass wir heute 24 Stärken als Grundlage für ein seelenfreundliches Handeln kennen. Gemeinsam mit seinem Team durchforstete er religiöse, philosophische und naturwissenschaftliche Leitschriften aus dreitausend Jahren. Er las zweihundert Tugend-Kataloge, darunter Werke von Aristoteles, Thomas von Aquin, das Alte Testament, den Koran, den Talmud und den Samurai-Code. Er wertete Schriften von Konfuzius, Buddha und von Benjamin Franklin aus. Sein Ziel: die universellen, von Zeit und Kultur unabhängigen Tugenden zu destillieren. Denn jedes Arbeiten an den eigenen Stärken zielt auf sechs Tugenden hin: Weisheit und Wissen; Mut; Liebe und Menschlichkeit; Gerechtigkeit; Mäßigung; Spiritualität und Transzendenz.

Es gibt viele Kanäle, um diese Tugenden zu erreichen. Welchen auch immer Sie beschreiten werden, er wird für Sie der Weg sein, der zu Ihrem Charakter passt. Nach Seligman zählt es zu einem sinnvollen und engagierten Leben, drei bis fünf solcher Signaturstärken, wie er sie nennt, in sich zu entdecken und diese zu verfeinern.

SELBSTTEST: 5 AUS 24. DIE WAHL DER STÄRKEN

Sehen Sie sich die folgenden Signaturstärken in Ruhe an. Schaffen Sie dazu eine ungestörte Atmosphäre. Handeln Sie nicht spontan, sondern denken Sie über jede Aussage nach. Fragen Sie sich:

- Was war mir als Kind wichtig?
- Was würde ich gerne wieder aktivieren?

- Was würde sich an meinem Alltag verändern, würde ich an dieser Stärke arbeiten?

Kreuzen Sie bei drei bis fünf der folgenden Aussagen Ja an.

Weisheit und Wissen können Sie erreichen durch:

1. Neugierde und Interesse an der Welt	Wenn ich etwas nicht kenne oder verstehe, forsche ich genauer nach. Ich will wissen, was auf diesem Planeten geschieht, ich will weit über mein Umfeld hinausdenken.	☐ Ja ☐ Nein
2. Lerneifer	Ich bin gierig nach Wissen, lerne, wann immer es geht, Neues hinzu. Ohne Lernen würde ich mich nicht spüren.	☐ Ja ☐ Nein
3. Urteilskraft	Urteile fälle ich erst, wenn ich alle Seiten gegeneinander abgewogen habe. Hier leitet mich die Vernunft, nicht die Emotion. Bevor ich mich entscheide, frage ich mich, welche Konsequenz diese Entscheidung für mein Leben und das meiner Familie haben wird.	☐ Ja ☐ Nein
4. Erfindergeist und praktische Intelligenz	Ich bin bereit, Umwege zu gehen, um mein Ziel zu erreichen. Menschen in meinem Umfeld wundern sich über diese Beharrlichkeit und das Ausprobieren unkonventioneller Ideen.	☐ Ja ☐ Nein
5. Empathie, soziale, personale, emotionale Intelligenz	Ich nehme die Gefühle der anderen wahr und erkenne auch ihre Absichten. Ich kann meine Ansicht in Gesprächen gut vertreten, ohne andere zu verletzen oder zu verärgern. Mein Bestreben ist es, eine Win-win-Situation zu erreichen.	☐ Ja ☐ Nein

6. Weitblick	Viele Menschen in meinem Umfeld erzählen mir von ihren Problemen und erwarten einen Rat von mir. Wo andere eine vertrackte Situation erkennen, bin ich fähig, die Dinge zu analysieren und zu sortieren.	☐ Ja ☐ Nein
Mut können Sie erreichen durch:		
7. Tapferkeit und die Abwesenheit von Angst	Ich stehe für meine Werte ein. Ich bin bereit, Zivilcourage bei Bedrohungen zu zeigen und mich und andere mit Wort und Tat zu schützen.	☐ Ja ☐ Nein
8. Beharrlichkeit und Fleiß	Was ich mir vornehme, das bringe ich zu einem guten Ende. Ich bleibe an meinen Aufgaben dran, lasse mich nicht abhalten, sie zu erledigen, auch wenn es Kraft kostet. Aber diesen Stress halte ich gut aus.	☐ Ja ☐ Nein
9. Ehrlichkeit, Echtheit	Mir ist ein authentisches Handeln wichtiger als der Zuspruch der anderen. Ich trete für meine Wahrheit ein, auch wenn sie unbequem erscheint und zunächst Nachteile erzeugen könnte.	☐ Ja ☐ Nein
Liebe und Menschlichkeit können Sie erreichen durch:		
10. Großzügigkeit	Es gibt mir ein gutes Gefühl, anderen zu helfen und sie zu unterstützen. Ich bin bereit, dafür meine eigenen Bedürfnisse eine Zeit lang zurückzustellen, denn ich habe ein ehrliches Interesse am Schicksal und an den Problemen anderer Menschen.	☐ Ja ☐ Nein

11. Enge Beziehungen pflegen	Zu lieben und geliebt zu werden, ist für mich ein zentraler Punkt in meinem Leben. Zur Liebe zählt für mich die romantische Beziehung ebenso wie die unbedingte Liebe zu meinen Kindern. Ich kann Liebe annehmen und geben; wenn beides im Fluss ist, fühle ich mich glücklich.	☐ Ja ☐ Nein
Gerechtigkeit können Sie erreichen durch:		
12. Loyalität	Ich strenge mich in einem Team an, gebe mein Bestes, weil mir der Gesamterfolg wichtig ist, nicht nur mein eigener. Gleichzeitig kann ich Anweisungen von meinem Chef annehmen, sie hinterfragen und sie unter das Licht der Allgemeinheit stellen. Mein Erfolg soll immer auch ein Erfolg für die anderen sein.	☐ Ja ☐ Nein
13. Fairness	Wenn es den Menschen in meinem Umfeld gut geht, dann bin ich zufrieden. Ich bin bereit, dafür ausgleichend zu wirken, jedem seine Chance zu geben. Deshalb lehne ich Vorurteile und Stereotype ab.	☐ Ja ☐ Nein
14. Leadership	Es fällt mir leicht, andere zu inspirieren. Ich kann Menschen zu ihren Zielen begleiten, kann ihre Kompetenzen erkennen und fördern. Mir ist daran gelegen, dass jeder an seinem Platz nach seinen Talenten wirken kann.	☐ Ja ☐ Nein

Mäßigung können Sie erreichen durch:		
15. Selbstkontrolle	Ich gebe nicht jedem Impuls nach. Ich kann abwägen, auf den richtigen Zeitpunkt zum Handeln warten. Ich bin fähig, negative Gefühle wie Ärger, Zorn und Wut erst einmal zu hinterfragen und zu neutralisieren.	☐ Ja ☐ Nein
16. Klugheit und Vorsicht	Das unüberlegte Handeln ist nicht mein Ding. Ich wäge ab, durchdringe ein Problem von allen Seiten. Dabei verlasse ich mich auf mein logisches Denken, mein Wissen und auch auf meine emotionalen Erfahrungen.	☐ Ja ☐ Nein
17. Demut	Auftritte auf großer Bühne schätze ich nicht, und auch das Prahlen mit Erfolgen ist mir fremd. Vielmehr genieße ich im Stillen, was ich erreiche, und bin dankbar für das, was ist.	☐ Ja ☐ Nein
Spiritualität und Transzendenz können Sie erreichen durch:		
18. Schöngeistigkeit	Ich erkenne die Schönheit in der Musik, Literatur und Natur. Ich weiß auch die kleinen besonderen Momente zu schätzen. Schönheit, die ich meine, ist verbunden mit guten Gefühlen und immer mit Moral. Ich habe nie verlernt zu staunen.	☐ Ja ☐ Nein

19. Dankbarkeit	Nichts ist selbstverständlich, schon gar nicht das Gute, das mir widerfährt. Ich bin dankbar für mein Leben, mein Umfeld. Dankbarkeit ist in mir verankert; bevor ich mich einem neuen Ziel zuwende, bedanke ich mich dafür, dass ich an dieser aktuellen Stelle stehen darf, bevor ich weitergehe.	☐ Ja ☐ Nein
20. Hoffnung	Ich denke, meine Zukunft wird gut. Mit einer optimistischen Haltung sehe ich ihr entgegen und bin bereit, engagiert und nach meiner Moral dafür zu arbeiten. Für mich ist ein Glas nie halb leer, immer halb voll.	☐ Ja ☐ Nein
21. Lebenssinn	Ich glaube an etwas, das größer ist als mein Leben. Es ist meine Überzeugung, dass kein Schmerz, kein Leid, kein Glück und keine Freude vergebens geschieht, alles fügt sich in einem Universum zusammen.	☐ Ja ☐ Nein
22. Vergebung	Ich will keine Feindschaft, keine Rache in meinem Umfeld. Es ist mir ein großes Anliegen, den Menschen zu verzeihen, die mir Unrecht antun. Ich habe erfahren, dass sich dann Seelenfrieden in mir ausbreitet.	☐ Ja ☐ Nein
23. Humor	Das Leben ist zu kurz für Trübsal. Einige Problemchen lassen sich ganz einfach weglachen, dann kommt sogar oftmals eine Leichtigkeit ins Spiel.	☐ Ja ☐ Nein

24. Engagement	Was ich tue, tue ich mit Leidenschaft. Ich gebe alles, meine Talente, Stärken, meine guten Emotionen in eine Aufgabe hinein. Denn ich habe gelernt, dass ich dann mehr Freude empfinde und sogar andere Menschen inspiriere.	☐ Ja ☐ Nein

Fazit: Hinter welchen Aussagen können Sie ein vorbehaltloses Ja setzen? Das ist ein erster Hinweis auf eine Signaturstärke, deren Training Ihre Seele gesund hält. Einen wissenschaftlich umfangreicheren Test samt Auswertung bietet Martin Seligman mit seinem VIA(values in action)-Fragebogen.[23]

Der Held in Ihnen wacht auf

Während die Arbeit am Talent immer auf Höchstleistung abzielt, ist die Arbeit an den Signaturstärken eher bodenständig. Sie wollen nicht zehntausend Stunden ein Musikinstrument spielen, um auf großen Bühnen zu brillieren. Sie wollen nicht schreiben, um bald die Bestsellerlisten zu stürmen. Sie wollen keine Mutter Teresa werden, wenn Sie in der »Arche« Ihrer Stadt aushelfen, das Essen an bedürftige Kinder auszuteilen. Individuelle Stärken katapultieren Sie nicht zu Berühmtheit, und wahrscheinlich ermöglichen sie Ihnen auch keinen Reichtum im finanziellen Sinne. Was sie bewirken, ist von viel subtilerer Natur: Sie werden mehr Freude, mehr Zuversicht im Hier und Jetzt erleben. Sie werden mit Verve erfüllen, was Ihre Aufgabe ist, und das ist ein Stück vom völlig unprätentiösen Glück.

Wenn die Seele schmerzt, können bereits kleine beharrliche Veränderungen ausreichen, um sich wieder aufzurichten. Dazu dient das stetige Arbeiten am Charakter. Sie blicken nach vorne, schleifen an Ihren Fähigkeiten, statt in der eigenen Traurigkeit herumzurühren.

Es tut der Seele nicht gut, wenn Sie sich ständig über eine fehlgelaufene Kindheit beschweren, wenn Sie für Ihr Leiden die Eltern, die Lehrer oder die Umwelt verantwortlich machen. Tun Sie das nicht. Lassen Sie alte Wunden nicht aufbrechen. Verabschieden Sie einfach die alten Glaubenssätze in einer Meditation. In jeden einzelnen sollten Sie hineinatmen und ihn dann wie eine Federwolke ziehen lassen. Jetzt sind Sie erwachsen, eigenverantwortlich, jetzt tragen Sie selbst eine Moral und eine Verantwortung für Ihr Leben. Diese wieder zu packen und an die Stärken anzugleichen gibt Ihnen einen enormen Handlungsrahmen. Bewegen Sie sich darin, tanzen Sie Ihre eigene Performance im Leben! Sie und ich und Millionen andere Menschen sind nicht geboren, um Superstars zu werden. Wahrscheinlich wäre das auch anstrengend und gefährlich und gar kein glücklicher Umstand. Besser ist es, das anzunehmen, was Wunderbares in Ihnen ist, und es in einer angemessenen Weise zu multiplizieren. Eine Kassiererin kann ein Held sein, wenn sie zum Beispiel trotz der Corona-Krise ihre gute Laune bewahrt und mit ihrem Humor sogar eine zuversichtliche Stimmung verbreitet. Eine Mutter wie Rita Goldschmidt kann durch das Entdecken ihrer Kreativität erfahren, dass nun die Zeit reif ist für die künstlerische Seite in ihr. Vielleicht wird sie auch weiterhin an der Fürsorge arbeiten und sich entscheiden, einige Stunden im Monat in einem Kinderhospiz zu helfen. Und genau hier liegt der Reiz: Stärken wecken den Helden in Ihnen, und der kommt manchmal auf überraschende Ideen. Plötzlich plätschern die Tage nicht mehr dahin, weil jeder Tag nun diese Überschrift trägt: *Es ist mein sinnvolles, engagiertes Leben!*

Kapitel 9: Mit Disziplin und Freude den persönlichen Fixstern polieren

Dass die Zahl der erschöpften Patienten seit Jahren steigt, mag oft mit andauerndem gesundheitsschädlichem Stress begründet werden: zu dicht gedrängte Termine, zu komplexe Aufgaben und keine Zeit, um dieser Anspannung eine Entspannung folgen zu lassen. An diesem fehlenden Wechsel erschöpfen sich Menschen. Sie geraten erst unter Druck und von dort in eine Abwärtsspirale. Sie fühlen sich kraftlos, ohne Zuversicht. Mit jedem Tag schwindet Energie.

Es gibt zahlreiche Studien zu dieser besonders schweren Form von Erschöpfung auf ganzer Linie, der körperlichen, mentalen und seelischen. Sie alle kommen zu dem Ergebnis, dass Menschen ausbrennen können, die zuvor enthusiastisch waren, die sich engagierten und dem Leben mehr abtrotzen wollten, als es bereit war, ihnen zu geben. Sie alle dachten: erst die Karriere, dann die Ruhe. Oder: Erst muss ich funktionieren, um später Spaß zu haben. So in etwa lautet die Schlussfolgerung vieler Frauen und Männer. Sie denken, wenn ich mehr leiste, mehr Geschwindigkeit in die Tage gebe und weniger Stunden in die Nacht, dann klappt das auch mit dem Erfolg und mit der Zufriedenheit. Frauen spielen bis heute häufig Doppel- und Dreifachrollen als Mutter, Berufstätige, Partnerin; Männer krempeln die Ärmel hoch und stürmen nach vorne. Die Konkurrenten möglichst schnell zu überholen, die Anerkennung des Chefs zu sichern, das scheint der Wunsch. Meist machen die Karrieristen nach einem solchen Sprint auf dem letzten Drittel des Anstiegs schlapp: Zusammenbruch, Depression und Energielosigkeit machen sich breit, und die Ressourcen sind aufgebraucht. Keine Freude ist mehr zu erkennen, und die Zukunft wird zu einem schwarzen Loch. Seit Kurzem gibt es für diese Symptome eine Ziffer im WHO-Katalog der anerkannten Krankheiten: ICD-11 steht für Burn-out im Beruf. Ich finde das nicht richtig. Auch im privaten Bereich können Menschen den Tritt im Leben verlieren. Überforderung, Trennung, Pflege von Bedürftigen, Schulden und Schicksalsschläge greifen die Seele und den Körper ebenso an wie die berufliche Überforderung. Auch Kinder, Jugendliche, Studenten sind dagegen nicht gefeit. Burn-out ist ein schleichendes, ein überaus gefährliches Gift. Zunächst triggert es den Ehrgeiz, dann den Überlebenssinn, und später raubt es jeglichen Blick für die eigenen Ziele im Leben. Selbst die fröhlichsten Naturen kann es treffen, wenn sie die frühen Zeichen wie Schlaflosigkeit, Traurigkeit und Erschöpfung nicht rechtzeitig erkennen und ihnen beherzt entgegenwirken.

Wer einmal einem erschöpften, energielosen Menschen in die Augen gesehen hat, der erkennt darin eine tiefe Hoffnungslosigkeit.

Würden Sie nun die Seele fragen, warum sie derart traurig ist, sie würde antworten: Ich bin orientierungslos geworden! Ich bin gerannt, gerannt und nochmals gerannt, aber es war nicht mein Weg, auf den ich getrieben wurde. Leider hören die wenigsten Menschen auf die frühzeitig warnende Stimme der Seele. Sie wenden sich ausschließlich den körperlichen Beschwerden zu und denken, dadurch könnten die Vitalsysteme bald wieder funktionieren. Tun sie aber nicht! Es ist ein Riss durch Körper und Seele gegangen, und den gilt es erst wieder zu kitten. Hören Sie bei den ersten Anzeichen von Stress genau hin, was diese sensible Stimme Ihnen mitteilen will. Höchstwahrscheinlich will sie Sie daran erinnern, dass es da etwas gibt, was Sie verloren haben in diesem ganz alltäglichen verdammten Stress. Und wenn Sie dann nachfragen, was das sein könnte, dann sagt Ihnen die Seele: Es ist dein Fixstern. Erinnerst du dich? Dann mögen Sie den Kopf schütteln, denn im Stress verlieren wir tatsächlich die Erinnerung an das, was uns im Leben einst wirklich wichtig war. Wir übernehmen stattdessen die Attitüden der anderen. Wir folgen sogar fremden Zielen und erhoffen uns davon finanzielle Vorteile, Respekt oder gar Liebe. Nur bleiben die oft aus, deshalb strengen wir uns immer mehr an, investieren Zeit und Energie. Das ist oftmals der Grund für einen langen Abstieg in die Erschöpfung: Die Stresshormone bauen sich nicht mehr ab, die emotionale Regulation stockt. Die Reizbarkeit steigt, weil Druck zum Dauerzustand wird. Es scheint keinen Weg zurück zur Gelassenheit zu geben. Es sei denn, Sie entdecken Ihren Fixstern wieder und richten Ihren Kompass ohne Kompromiss genau darauf hin aus.

Verlaufen, und nun?

Bevor sich ein Mensch auf seiner Lebensstrecke derart verirrt, keine Orientierung mehr erkennt, ruft die Seele um Hilfe. Bleibt das Innehalten aus und auch das Reflektieren, wird das Verhalten nicht korrigiert, dann zieht sich die Seele traurig zurück. Wo sonst Optimismus war, entsteht Dunkelheit in den Gedanken. Keine Idee mehr von einem Weg in die Zukunft. Die Seele ist erschöpft. Sie kann nicht mehr rebellieren gegen falsche Entscheidungen, hat die Verbindung zu Ihnen verloren. Wenn Sie jetzt nicht die Reißleine ziehen, landen Sie tatsächlich in der totalen Erschöpfung. Zu lange die Ressourcen geplündert. Zu lange den eigenen Fixstern aus dem Auge verloren und fremden Zielen hinterhergerannt. All das führt auf Dauer zu einem desolaten Zustand von Körper und Seele. Diese Patienten kommen in gebeugter Haltung zu mir, müde und erschöpft, oft mit Ringen unter den Augen. Sie sagen: Eigentlich müsste es mir doch gut gehen. Ich habe eine Familie, bin beruflich erfolgreich, kann mir Wünsche erfüllen. Und doch bin ich unglücklich. Manchmal geht dieser Zustand in eine schwere Depression über, manchmal ist nur Gleichgültigkeit die Folge. In beiden Fällen wird es lange dauern, mindestens ein halbes Jahr, bis sich die Seele einigermaßen erholt. Ohne therapeutische Begleitung wird das kaum möglich sein.

Der Weg zurück, hin zu sich selbst, setzt Geduld voraus. Ganz langsam erst baut sich der innere Dialog wieder auf und damit die Antwort auf die Frage: Was will ich wirklich in meinem Leben erreichen? Was ist mein persönliches Ziel?

Und damit beginnt der Weg zurück zu sich selbst, hin zu dieser wunderbaren Persönlichkeit, die Sie sind und die Sie aufs Spiel setzten. Ich hoffe, dass Ihr Arbeitgeber, Ihr Partner, Ihre Freunde Sie begleiten. Besonders die Personaler und Teamleader in den Unternehmen sollten endlich erkennen: Mitarbeiter müssen nach individuellen Stärkenprofilen gefördert werden. Und jeder im Team muss die Stärke des jeweils anderen anerkennen und wertschätzen. Dann wird Mobbing kaum mehr stattfinden, dann wird jeder einzelne Mitarbeiter den Sinn in seinem Tun empfinden. Laut Studie der Bertelsmann Stiftung[24] klagen 75 Prozent der Befragten in Unternehmen über hohen und sehr hohen Stress. Viele haben die Grenze ihrer Leistungsfähigkeit an diesem Punkt überschritten. Sie setzen als letztes Mittel der Wahl auf Psychopharmaka, um irgendwie doch noch mitzuhalten in der Tretmühle der fremdgesetzten Ziele. Sie haben Angst vor Kündigung, vor weiterem Leistungsabfall. Auch wenn ich kein Freund davon bin, frühzeitig Situationen zu verlassen, so gibt es für mich hier nur eine Konsequenz: Ein Unternehmen, das seine Mitarbeiter nicht vor Stress, Überforderung schützt und das die Seelengesundheit der Mitarbeiter hinter den Profit stellt, ist Ihr Engagement nicht wert. Gute Unternehmer wissen, dass Mitarbeiter sich heute zwischen Kreativität und Leistungsdichte bewegen. Wenn dabei die Freude an den Aufgaben fehlt, ist Krankheit vorprogrammiert. Und auch im privaten Umfeld sollte in Stresssituationen sehr früh reagiert werden.

Fragen Sie sich:

- Habe ich Einschlafprobleme, denke ich nachts über Probleme nach?
- Habe ich keine Zeit, keine Kraft mehr, um Freundschaften oder Hobbys zu pflegen?

- Leide ich unter Kopfschmerzen, Verspannungen, Herzschmerzen, Magen-Darm-Problemen?
- Fühle ich mich oft leer und sehe ich keinen Sinn mehr in meinen Aufgaben?
- Fällt es mir schwer, morgens aufzustehen, und fehlt jegliche Freude auf den neuen Tag?
- Bin ich gereizt und traurig?
- Habe ich keine Träume und Wünsche im Leben mehr?
- Habe ich Probleme, mich zu konzentrieren?
- Empfinde ich Gleichgültigkeit für das, was mir früher Freude bereitete?
- Ist mir häufig zum Heulen zumute und finde ich nicht mehr in eine neutrale Gemütslage zurück?
- Finde ich keine Erholung mehr, nicht am Wochenende und auch nicht während der Urlaubstage?
- Denke ich manchmal, das Leben ist ohne Sinn?
- Denke ich darüber nach, mein Leben zu beenden?

Fazit: Wenn Sie nur eine Frage mit Ja beantworten, sind Sie erschöpft oder gar gefährdet. Wenden Sie sich an einen Therapeuten, um wieder Orientierung zu finden. Das Leiden der Seele beginnt, wenn Sie Ihren individuellen Stärken, Bedürfnissen und Träumen keine Bedeutung mehr geben. Dann entsteht der Schmerz. Sie blicken auf einen fremden Ausschnitt am Horizont. Sie haben Ihren Fixstern verloren.

Damit erhält die Abwehr eines Burn-outs einen weiteren Aspekt: Es ist die simple und doch für die seelische Gesundheit bedeutsame Frage: Wo ist Ihr Fixstern? Wo ist das Ziel in Ihrem Leben, das Ihnen Energie und Auftrieb an jedem Tag schenkt, weil Sie sich sagen: Genau an dieser Stelle auf meiner Lebensstrecke will ich stehen? Ihr Fixstern hält Sie auf Kurs. Ähnlich wie es der Leitstern tat, als Seefahrer aufbrachen, um die Welt zu umsegeln. Sie bestimmten ihren Stern am Horizont – das war die Navigation für ihre Reise.

Ihre Lebensgeschichte im Zeitraffer

Schließen Sie bitte die Augen. Stellen Sie sich vor: Sie werden geboren, Ihr Leben beginnt mit Ihrem ersten Atemzug und mit dem ersten Schrei, den Sie in die Welt senden: Hier bin ich! Platz da für meine Reise. So fängt das Leben an und entrollt Ihre persönliche Zeitstrecke. Es gibt diesen Anfang und irgendwann ein Ende, dazwischen das Leben.

Im Durchschnitt werden Frauen dreiundachtzig Jahre auf diesem Planeten Erde geschenkt, Männern achtundsiebzig. Vielleicht sind es ein paar mehr, vielleicht weniger, niemand kann das vorhersagen. Wie ein Fragezeichen schwebt das Ende an jedem einzelnen Tag über dieser Strecke. Jederzeit kann es sich wandeln zu einem Ausrufezeichen: vorbei. Kein Tag mehr übrig. Tod. Sie und ich hoffen, es wird noch lange dauern, bis der letzte Atemzug getan ist. Und es mag sinnvoll sein, nicht genau zu wissen, wann es so weit ist.

Aber zurück zum Anfang: Bestenfalls starten wir in Begleitung liebevoller Eltern, finden Freunde und verständnisvolle Lehrer. Vielleicht werden sogar die Talente entdeckt, und sie können uns zu Glanzleistungen tragen. Wenn es also in frühen Jahren jemanden gab, der Ihren Eigensinn und Ihre Zuversicht stärkte, dann werden Sie wahrscheinlich wissen, welchem Fixstern Sie folgen sollten, um glücklich zu werden.

Und nun stellen Sie sich bitte das Ende Ihrer Strecke vor: Sie durften das Leben in seiner gesamten Länge abschreiten! Es gab manche Stürze. Sie haben sich davon erholt. Mit einem milden Lächeln denken Sie, im Großen und Ganzen war es gut, das Leben. Doch stopp, sagen Sie sich, da gibt es etwas in der Rückschau, das Reue erzeugt. Dort sehen Sie nun, hochbetagt, hin. Das schmerzt. Denn Sie erkennen, dass dort der Spannungsbogen nicht stimmt, er ist an einer Stelle gerissen und nie wieder stark geworden. Sie kneifen die Augen zusammen, erinnern sich: Ja, da gab es eine Phase, in der Sie unzufrieden waren mit sich selbst und auch der Umwelt. Damals, so kommt es Ihnen in den Sinn, dachten Sie, alles würde sich fügen, es würde sowieso alles wieder gut. Wurde es nicht. Sie kamen erst aus dem Tritt, dann haben Sie in diesen Jahren die Orientierung verloren. Nun, am Ende des Lebens, wird Ihnen klar: Sie haben Ja gesagt zu fremden Zielen. Sie taten das, um Geld zu verdienen, um sich in finanzieller Sicherheit zu wiegen. Sie taten das auch, um an energieraubenden Freundschaften festzuhalten, um eine Liebe immer wieder neu zu starten, obwohl sie für Sie toxisch war. Zu viel Streit, zu viele Versöhnungen, zu viele Opfer, um den anderen zu gefallen. Auch taten Sie das, um an Ihren Schwächen zu arbeiten, über die andere spotteten. Dabei haben Sie Ihr Stärkentraining vernachlässigt, haben sich nur im Mittelmaß bewegt, keine herausragende Leistung war möglich. Und nun, in der Phase der Reue, sagen Sie sich: Ich hätte meinem Eigensinn mehr Raum geben sollen. Hätte meinen Zielen folgen sollen.

Und nun öffnen Sie wieder die Augen, kommen Sie wieder an im Hier und Jetzt. Sie leben! Sie dürfen auf Ihrer Strecke noch eine ganze Weile gehen. Welch ein Geschenk! Atmen Sie dort hinein, empfinden Sie Dankbarkeit.

Und doch gibt es das Ende als schwebendes Fragezeichen über Ihnen. Vergessen Sie das nicht. Entscheiden Sie jetzt, im Einklang mit Ihrer Seele weiterzugehen. In diesem Fall entsteht Wärme im Herzen, wird Ihr Hautwiderstand sehr weich. Sie spüren Liebe für Ihr Seelenziel, für Ihren Fixstern. Sagen Sie es laut vor sich hin oder schreiben Sie es in Ihr Notizbuch. Finden Sie Worte für das, was Ihnen wirklich wichtig ist. Legen Sie die Hand auf Ihr Herz, atmen Sie in Ihren Fixstern hinein. Und dann geben Sie diesem Ziel eine zeitliche Dimension, setzen Sie sich einen Termin, um es zu erreichen. Denn Ziele ohne Termin bleiben ein Tanz auf Wolken. Vielleicht steht nun auf Ihrem Blatt: Ich will in den nächsten zwanzig Jahren zu den reichsten Menschen in Deutschland zählen. Oder ich will bis zu meinem fünfzigsten Lebensjahr hunderttausend Kindern in Kalkutta helfen. Oder: Ich will an meinem nächsten Geburtstag den Amazonas durchqueren. Oder: Ich will in drei Jahren mein Haus abbezahlt haben und im Folgejahr zwei weitere bauen. Schämen Sie sich nicht dafür, dass Sie groß denken! Ein Fixstern leuchtet hell und weit. Seine Aufgabe ist es, Ihnen die Richtung vorzugeben. Wenn er die Inschrift »reich werden« trägt, werden Sie sich mit Aktienfonds beschäftigen und einen Plan für den Weg zur ersten Million erstellen. Sie werden alles daransetzen, um sich Schritt für Schritt diesem terminierten Ziel zu nähern. Wenn er die Fürsorge für Kinder in Kalkutta beinhaltet, werden Sie vermutlich nicht wie Mutter Teresa wirken. Doch Sie beginnen bereits heute, die Patenschaft für wenige Kinder in Kalkutta zu übernehmen. Was immer Ihr Ziel ist, im Moment ist es für Sie ein stärkenbasierter Richtungsgeber, und das animiert Sie, fleißig und diszipliniert voranzugehen.

Fazit: Wer seinen Fixstern kennt und wertschätzt, der bereut am Ende seiner Lebensstrecke nicht, etwas Signifikantes versäumt zu haben. Konkret: Disziplin schützt vor Reue.

Kein Fixstern ohne Disziplin

Kennen Sie den Unterschied zwischen Fixstern und Illusion? Ersteres erreichen Sie, wenn Sie nach Plan und mit aller Konsequenz sich darauf zu bewegen. Letzteres bleibt ein schwebendes Etwas. Es besteht aus schönen Worten, ist eine Plattitüde für ein Poesiealbum, mehr nicht.

Manche meiner Patienten antworten auf die Frage »Was möchten Sie erreichen, was würde Sie glücklich machen?« mit dem Satz: »Ach, ich weiß ja, Geld macht nicht glücklich. Aber mir rauben finanzielle Sorgen den Schlaf. Wenn Sie mich so fragen: Ja, ich hätte gerne viel Geld.« Wenn ich dann konkret nachfrage, was genau sie mit »viel Geld« meinen, lautet die Antwort: »Ich hätte gerne eine Million Euro auf dem Konto.« Ein Lächeln huscht über das Gesicht, verlöscht wieder mit dem Zweifel: »Ach, das ist nur ein Traum.« Ich bleibe dann dran und sage: »Halten wir fest: eine Million Euro auf dem Konto. Gut, das ist doch ein Ziel. Was genau unternehmen Sie, um es zu erreichen? Und vor allem: Wann möchten Sie den Kontoauszug mit dieser Zahl in den Händen halten?« Dann herrscht Schweigen, ein Schulterzucken folgt: »Keine Ahnung.«

Keine Ahnung zu haben, wie man sich dem Fixstern nähert, das ist in etwa so, als würden Sie gerne den Cazadero Grande besteigen und wüssten nicht, wo sich dieser Sechstausender befindet. Dann bliebe das Ziel tatsächlich eine Illusion, nicht umzusetzen auf der Strecke Ihres Lebens. Oder ein Patient antwortet auf meine Frage, was er wirklich, wirklich erreichen will, wofür er sich begeistert, mit gelangweilter Stimme: »Ich hätte gerne mal, dass mein Chef mich lobt, dass er mich beachtet bei der nächsten Beförderung. Denn ich strenge mich an. Mache Mehrarbeit, rechne keine Überstunden ab. Aber er honoriert das nicht. Ich muss mich wohl noch mehr anstrengen, um aufzufallen.« Achtung: Hier beginnt die Stressfalle zu wirken. Wer so denkt, der folgt dem Ziel eines anderen. Er verläuft sich im Außen. Das versetzt die Seele in Unruhe.

Der eigene Fixstern leuchtet erst, wenn Sie sich nach innen wenden. Tief in Ihrem Bewusstsein geht er an Ihrem Horizont auf, wenn Sie bei sich bleiben, wenn Sie davon ausgehen, dass alles möglich ist. Denken Sie daran: Ihr Fixstern darf hell und weit scheinen, über alle Hindernisse im Leben hinweg. Nur trauen wir uns nicht zu, groß zu denken. Dabei sind Sie auf dieser Welt, um aufzublühen, um zum Besten zu werden, der Sie sein können! Als Kinder können wir uns das Leben noch in bunten Farben ausmalen. Als Erwachsene verlieren wir diese Vorstellungskraft. Deshalb drehe ich mich mit meinen Patienten gerne um, von der Gegenwart in die Vergangenheit. Wir stellen fest, wann sich die Farben in der Zeit verloren haben, wann die Seele aufhörte, ein ganzes Panorama aus Möglichkeiten zu malen.

Meist geschieht es in Phasen

- des Konfliktes,
- der Krise,

- des Stresses,
- der Sucht nach Anerkennung durch andere.

Eine ungünstige Abweichung vom eigenen Fixstern geschieht meist langsam und zwar über viele Jahre. Nur wissen wir, dass auch eine Abweichung vom Ziel um ein Prozent in jedem Jahr Sie irgendwann dort landen lässt, wo Sie niemals sein wollten. Verführungen zu dieser Abweichung lauern übrigens überall. Sie werden immer Ihr Ziel verteidigen müssen. Wenn Sie aktuell zehn Kilo abnehmen wollen und sich entscheiden, sich ab sofort überwiegend von Gemüse zu ernähren, so wird Ihr Umfeld darauf keine Rücksicht nehmen und Ihnen Kuchen und Süßigkeiten anbieten. Oder Sie heiraten Ihre große Liebe, denken Sie. Und nach zwei Jahren folgt der Zweifel. Ist das noch der Mann, der Sie mit Komplimenten und Überraschungen in seinen Bann zog? Heute wirkt er in sich zurückgezogen, winkt ab, wenn Sie über Beziehungsprobleme sprechen möchten. Und dann erscheint dieser neue Kollege in Ihrem Team. Charmant umgarnt er Sie. Und mit einem offensichtlich unmoralischen Angebot begegnet er Ihnen eines Abends beim Afterwork-Bier. Sie lehnen das ab. Ihr Fixstern der Ehe leuchtet noch immer hell, und Sie ahnen, dieses unmoralische Angebot würde Ihrem Leben eine andere Richtung geben. Schmunzelnd nehmen Sie das Gefühl, begehrt zu werden, mit nach Hause. Und statt Ihrem Partner Vorwürfe zu machen, dass er wieder mal vor seinem Rechner sitzt, hauchen Sie ihm einen Kuss in den Nacken und flüstern ihm ins Ohr, was Sie lange nicht sagten … Ihr Ziel der liebevollen Partnerschaft haben Sie zu keinem Zeitpunkt aufgegeben, sondern den äußeren Einfluss genutzt, um Ihrem Ziel näherzukommen. Auch das ist eine Form von Disziplin. Nicht aufgeben, was der Seele wichtig ist.

Eine moderne Methode zur Zielerreichung

Die Disziplin steht im Ruf, züchtig, altbacken, starr zu sein. Das ist sie mitnichten. Sie ist eine fast vergessene, intelligente Stärke, um die Gesundheit Ihrer Seele zu erhalten. Disziplin schützt Sie vor Maßlosigkeit und Orientierungslosigkeit im Leben. Zugegeben – auf den ersten Blick scheint sie Unbequemes von Ihnen zu verlangen wie das strikte Einhalten eines Plans, das Etablieren eines ausgefeilten Selbstmanagements, das Setzen auf Geduld. Aber bei näherer Betrachtung stellen genau diese Anforderungen Ihren Erfolg in Aussicht. Bleiben Sie also hartnäckig, wenn andere abwinken und Ihnen sagen: »Lass doch fünfe gerade sein.« Nein, Sie wollen Ihrem Fixstern nahekommen und im Einklang mit Ihrer Seele leben. Ihr Zauberwort heißt: Selbstdisziplin. Das bedeutet, auf kurzfristige Freuden zu verzichten, um auf langfristigen Erfolg zu setzen.

Fazit: Disziplin wird allgemein mit Anstrengung gleichgesetzt. Das aber ist sie nicht. Sie ist eine Stärke, um Ihren persönlichen Zielen nahezukommen – und damit ist sie trainierbar.

ÜBUNG: DAS IST MEIN FIXSTERN

Nehmen Sie Ihr Notizheft.
Fragen Sie sich: Wie genau lautet mein Fixstern?
Schreiben Sie es auf.
Reflektieren Sie, wie sich Ihr Leben verändern wird, wenn Sie dieses Ziel wirklich erreichen. Was fühlen Sie? Wie verbessert sich Ihr Alltag? Welche Chancen werden sich eröffnen?
Schreiben Sie es auf.
Fragen Sie sich: Wann will ich meinen Fixstern genau erreichen?
Schreiben Sie es auf.

Geben Sie Ihrem Fixstern ein konkretes Datum. Bis zu diesem Termin wird er Ihr signifikantes Ziel auf der Lebensstrecke sein. Sie treffen jetzt die Verabredung mit sich selbst, täglich eine Stunde für dieses Ziel in Ruhe und Konzentration zu arbeiten. Nichts, keine Störung, keine Krise, keine Verlockung durch andere kann Sie davon abbringen. Sie üben sich in Selbstdisziplin und empfinden Freude. Sie sehen einen tiefen und erfüllenden Sinn in jedem Tag, mit dem Sie sich Ihrem Fixstern nähern.

Und sollten Sie stolpern, einen Fehler machen, einen Rückschlag hinnehmen müssen, dann schütteln Sie den Dreck des Sturzes ab und gehen trotzdem weiter. Und sollte Ihr Fixstern zu weit entfernt liegen, dann setzen Sie Zwischenziele, streuen kleine Erfolge ein. Sie bleiben immer im Rhythmus, gehen weiter und weiter.

Ihre Disziplin ermöglicht Ihnen

1. das Fokussieren Ihres Ziels,
2. das Setzen und Erreichen von Zwischenzielen,
3. das Einhalten eines Plans zum Ziel,
4. die Freude an jedem Schritt, an jedem kleinen Erfolg,
5. das Aufstehen und Weitermachen nach Stürzen,
6. die Weitsicht, dass nach dem Erreichen des Fixsterns ein weiterer leuchten wird, für den es sich lohnt, Disziplin zu zeigen.

Fazit: Mit diesem Richtungsplan werden Sie sich selbst vor Burnout schützen. Der Satz, der Stress abwehrt, lautet: Mein innerer Stern ist mein Wegweiser zu mir selbst.

Kapitel 10:
Der Beraterstab der Königin

Es war einmal eine Königin. Die herrschte über ein glückliches Volk und über ein weites blühendes Land. Es war ein Land umgeben von sanften Hügeln, bedeckt mit Blumenwiesen. Die Felder trugen Korn in Fülle, sodass keiner der Untertanen je an Hunger litt. Die Luft in diesem Land wehte klar, Regen und Sonne wechselten in günstiger Folge. Niemals verdeckte Smog das Funkeln der Sterne bei Nacht. Deshalb schimmerte auch in den dunklen Stunden ein Licht, gab die Hoffnung, jeder Tag würde gut. Die Untertanen der Königin arbeiteten nur, was ihnen Freude machte. Man tanzte, feierte, redete miteinander, man kannte die Wünsche des anderen und freute sich, wenn diese sich erfüllten.

Das kleine Land, in dem kristallenes Wasser und goldener Honig flossen, in dem Menschen sich gegenseitig Freunde waren, lag versteckt hinter sieben Bergen. Und wer bei Monduntergang auf dem höchsten Gipfel stand und weit in die Ferne sah, der durfte staunen: Für einen Moment eröffnete sich ihm ein Panorama dieser Herrlichkeit, bevor die aufgehende Sonne es mit goldener Farbe verhüllte.

Die Königin liebte ihr Land, und sie tat vieles, damit das Glück bliebe. Zum Beispiel entsandte sie ihren Minister. »Geh und frag jeden, was ihn bedrückt«, befahl sie. »Ich will die Sorgen meines Volkes kennen. Ich will abschaffen, was ihnen eine Last ist.« So klopfte der Minister an die Türen, sprach mit Männern, Frauen, Kindern im Staate. Auch brachte er ihnen Geschenke – Dukaten, feine Stoffe, manchmal Juwelen und die schönen Worte der Herrscherin. Denn die Königin wusste: Nur ein glückliches Volk würde sich vor ihr verneigen. Aber was immer sie tat, sie wurde das Gefühl nicht los, dass ihre Zuwendungen und Wohlfühlgesetze nicht reichten. Immer gab es da den Zweifel in ihr, sie würde nicht genügen, um ihr Volk wirklich, wirklich glücklich zu machen. Dann hörte sie in sich die Stimme, die laut und lauter rief: »Du bist nicht gut, nicht gut genug, dieses Land zu regieren.«

Manchmal hielt sich die Königin die Ohren zu, zog ein Kissen über den Kopf, aber die Stimme hörte nicht auf, brüllte weiter: »Du bist einfach nicht perfekt. Du musst besser werden, streng dich an.« Das tat die Königin, sinnierte Tag und Nacht über weitere Wohltaten für ihr Volk – und doch meldete sich die kritische Stimme wieder: »Du erfüllst deine Pflicht nicht zu einhundert Prozent. Du musst mehr bieten. Präsenter sein für dein Volk. Dein Volk könnte sonst Vertrauen verlieren, das wäre dein Ende. Welch eine Schmach. Erinnerst du dich? Genau das hat deine Mutter, Gott hab sie selig, vorhergesagt.«

Die Königin nickte traurig. Ja, das stimmte, die Mutter war nie mit ihrer Leistung zufrieden gewesen. Und so beschloss die Königin, sich an jedem letzten Tag des Monats, wenn die Glocken zwölf Mal schlugen, auf den Balkon des Schlosses zu begeben. Sie wollte die Anregungen der Untertanen persönlich entgegennehmen. Das würde, so hoffte sie, Anerkennung bringen.

In kostbaren Stoff gewandet und das Haupt mit einer Krone geschmückt, nickte sie in den Jubel der Menschen, die sich unter ihr versammelten. Tausende riefen ihr zu, sie möge lange leben. Dann huschte sehr zaghaft ein Lächeln über ihr Gesicht. Aber wirkliche Freude empfand sie nicht. Denn wieder fragte sich die Königin, ob sie wirklich genug für ihr Volk tat, ob sie wirklich die Liebe aller verdiente. Und sie hob die schmale Hand, winkte in die Menge: »Was kann ich für euer Wohlgefühl tun?«, fragte sie. Das Volk antwortete mit einem »Hoch lebe die Königin«. Es schien zufrieden. Die Königin aber beschlich der Zweifel: »Traute das Volk ihr nichts mehr zu? Hatte es resigniert, aufgegeben, von der Königin das Glück zu fordern?« Wie gerne hätte sie gelacht, auf dem Balkon getanzt, wie gerne hätte sie sich von Herzen über dieses zufriedene Volk gefreut, aber weder den Impuls zum Lachen empfand sie noch das gute Gefühl der Freude im Herzen.

In der Nacht lag die Königin lange wach in ihrem Gemach. Sie wartete geduldig auf den Schlaf. »Hast wieder mal deine Chance heute verpasst! Was hast du eigentlich für ein Bild abgegeben? Wie eine Salzsäule hast du auf dem Balkon gestanden, keine Idee von Zukunft für dein Volk. So klappt das nicht mit dem Regieren.« Über das schöne Gesicht der Königin kullerten Tränen. Vielleicht sollte sie aufgeben, den ganzen Besitz dem Minister überlassen und selbst in die Einsamkeit ziehen. Was nutzten schon die Macht, das Gold, wenn das Gemüt schwer wurde?

Und die Königin orderte bei ihrem Minister einen Tee. Sie würde warten, bis die Nacht gekommen war, sie würde hoffen auf gute Träume. Die Nacht kam, aber die Träume blieben aus. Lange lag sie wach und lauschte dieser inneren Stimme, die sie kritisierte für ihre Art, Gesetze zu schreiben. Die Königin nickte ergeben, während sie den heißen Holundertee kostete. Dann wurde es ruhig in ihr. Lange saß sie unbeweglich zwischen den Federkissen. Draußen schlug die Schlossturmuhr fünf Mal. Fast wäre sie doch noch in den Schlaf geglitten, aber von irgendwoher drang ein klirrendes Lachen zu ihr: »Du bist schön, aber ohne Mumm.« Mit einem Ruck fuhr die Königin hoch. Das war nicht die kritische Stimme in ihr. Das kam von außen! Kurz überlegte sie, nach dem Minister zu läuten, da hörte sie wieder den metallischen Ton: »Ja, lass dich nur trösten wie ein kleines Kind. Zum Piepen! So handelt keine Königin von Format, keine Herrscherin über ein ganzes Land! Steh auf! Sieh in den Spiegel. Du bist nur noch ein Schatten deiner selbst, hast Angst vor dem Leben, hast keinen Mut, keine Leichtigkeit, keinen Humor, und auch die Zuversicht hast du längst vergessen.« Irritiert sah sich die Königin um und entdeckte an der Wand einen bunten Schmetterling. Der schlug seine Flügel aneinander, gluckste vor sich hin. »Seit Monaten lebe ich hier mit dir in einem Zimmer. Ich habe hier überwintert, den

Frühling kommen und gehen sehen. Ich habe dich beobachtet. Du weinst viel. Du zweifelst viel. Du lachst selten – und du tanzt nie!« Dann flatterte er durch das Zimmer, ließ sich auf dem ornamentverzierten Spiegel nieder. »Sieh dich mal an! Du hast schon Sorgenfalten auf der Stirn.«

Die Königin hätte Alarm schlagen können im gesamten Schloss und weit bis über das Land, aber sie tat es nicht, stand auf, ging näher an den Schmetterling heran. Sie bot dem zarten Insekt den Arm, und es flog mit einem Schwung darauf: »Ich finde, du machst deine Sache ziemlich außergewöhnlich gut«, sagte der Schmetterling. »Ich bin vielen Herrschern begegnet, keiner kann solch wunderbare Glücksgesetze entwerfen wie du!« Und wie zum Applaus bewegte er die Flügel.

»Ich habe einfach verlernt, mir selbst zu vertrauen«, gab die Königin zu. »Ich habe auch verlernt loszulassen. Immer nur Pflicht, nie Vergnügen. Ich glaube, das macht mich krank.«

Der bunte Schmetterling ließ nun die Flügel hängen, seine Farben leuchteten nicht mehr. Voller Mitgefühl antwortete er: »Lass mal fünfe gerade sein. Und vor allem: Bring mal die kritische Stimme in dir zum Schweigen. Die bist mehr als nur dieser Zweifel.«

»Aber der Kritiker treibt mich an, besser und besser zu werden.«

»Sei ihm dankbar. Aber nun lade die anderen Stimmen ein. Es wird Zeit. Die sind nämlich stumm geworden.« Damit erhob sich der Schmetterling, er leuchtete nun wieder und flog zum Fenster hinaus in die Freiheit.

Die Königin überlegte, stützte das Kinn in der hohlen Hand ab und versuchte, sich an alte Zeiten zu erinnern. Ja, da hatte es eine Zeit gegeben, in der sie ihre Untertanen eingeladen hatte zu Festen im Garten. Es hatte sogar eine Zeit gegeben, in der sie selbst durch die engen Gassen der Stadt gewandelt war, verkleidet als Bäuerin. Sie hatte gelauscht, was sich ihre Untertanen erzählten, war auf der Suche nach Spuren für Glück gewesen. Das hatte ihr große Freude bereitet, und sie fühlte sich dabei ein wenig verwegen. Sie war eingekehrt in die Wirtsstuben, hatte mit den Gästen dort gesprochen, und nicht wenige hatten sich ihr anvertraut. Wie lange waren diese Zeiten her?

Draußen tauchte der neue Tag das Königinnenreich in ein hoffnungsvolles Licht. Es überkam sie eine Sehnsucht nach Übermut. Und als der Kritiker in ihr sich wieder meldete, als er sagte: »Um Himmels willen, mach keinen Unfug«, da stampfte die Königin mit ihren nackten Füßen auf den Eichenboden ihres Schlafgemachs. »Klappe«, rief sie. »Du, mein Kritiker, hast lange genug gesprochen. Vielleicht hast du mich vor Fehlern bewahrt. Aber jetzt reicht es mir. Jetzt will ich andere Berater hören: meine Zuversicht, meinen Mut, meinen Humor, meine Klugheit.«

Da zog die Königin ihr Ballkleid an, setzte sich die Krone auf den Kopf. Sie bat die anderen Berater hinzu.

»Lasst uns gemeinsam tanzen«, rief sie der Zuversicht, dem Mut, dem Humor, der Klugheit zu.

»Hey stopp«, krakeelte der Zweifler. »Du kannst nicht tanzen! Du musst erst die Schritte studieren.«

Aber die Königin schickte ihn vor die Tür. Als er dort tobte, wurde er noch weiter fort kommandiert, wurde in ein fern gelegenes Zimmer eingeschlossen.

Und so verbrachte die Königin den Rest ihrer Nacht mit ihren viel zu lange ignorierten Beratern. Es war wie ein inneres Fest, wie eine Hommage an sich selbst. Sie spürte, dass jede dieser Stimmen eine Berechtigung hatte. Sie alle waren ein Teil von ihr, gaben ihrem Charakter eine einzigartige Ausstrahlung. Und als die Sonne den Mond endgültig ablöste am Himmel, als der seichte Wind den Duft von Ähren und Blumen durch ihr Fenster wehte, da dachte sie an die leuchtenden Farben des Schmetterlings.

Den Krakeeler vor die Tür setzen

Wer kennt nicht den inneren Zweifler, den Bedenkenträger und den Schamhaften in sich? Es sind die Stimmen der Vergangenheit, die sich gerne nach vorn drängen und mitunter das Gemüt beschweren. Einer von ihnen ist der Krakeeler. Der nämlich nährt sich von den alten Glaubenssätzen. Er hat gelernt, welche Macht er über Sie erhält, wenn er diese immer wieder runterleiert, bis sie Ihnen in Fleisch und Blut übergegangen sind. Dann wird er zu Ihrem hauptsächlichen Berater und hält Sie fest in einer Spur, die für Ihre Entfaltung zu eindimensional ist. »Du bist zu dick«, »Du kannst das nicht«, »Was du dir wünschst, wirst du nicht bekommen«, »Schäm dich für diesen Fehler!« So und ähnlich klingen seine Sätze, und ganz langsam füllt sich Ihre Seele mit Angst und Zweifel. Vom Aufblühen Ihrer Persönlichkeit kann keine Rede mehr sein. Sie fühlen sich gehemmt, als würde das Gaspedal auf Ihrer Lebensreise schleifen. Fast sehnsüchtig denken Sie daran, wie es wäre, einfach durchzustarten, Tempo zu machen, Ihre Ziele zu erreichen oder am besten gleich nach Ihrem Fixstern zu greifen. Und dann sacken Sie zusammen, denken, es hat doch alles keinen Sinn, es ist doch nie gutgegangen, wenn ich mutig war. Wenn Sie solch ein Gefühl wahrnehmen, es könnte mehr in Ihnen stecken, als Sie der Welt momentan zeigen, dann sollten Sie dringend Ihren Beraterstab versammeln. Vor allem sollten Sie den Krakeeler der Kritik einmal bitten, vor der Türe Platz zu nehmen – und nicht am Besprechungstisch Ihrer Berater. Denn der lautstarke Kritiker hat zu lange Einfluss genommen, sehr groß ist sein Ego geworden. Er denkt, er sei der Bestimmer und Sie seine Folgerin. Es ist nun an der Zeit, dass Sie ihm klarmachen: Er hat Ihnen höchstwahrscheinlich gute Dienste geleistet. Aber nun soll er schweigen. Und wenn er das verweigert und weiter seine Parolen brüllt, dann sagen Sie sich: Der ist halt so, der kann nicht anders.

Sie sind die Chefin Ihres Beraterstabes. Je nach Situation und Herausforderung dürfen Sie entscheiden, welche Stimme Ihnen raten darf. Das muss nicht immer mit Angst und Zweifel und Kritik sein. Es gibt ein ganzes Spektrum von Reaktionen in Ihnen!

Wie oft aber vergessen wir den Facettenreichtum in uns und folgen der ersten Stimme? Die ist naturgegeben die Angst, weil sie ohne Reflexion wachgerüttelt wird. Wie ich im ersten Kapitel erläutert habe, ist das Wittern von Gefahren evolutionsbedingt, und wir können uns dagegen nicht wehren. Die Angst sitzt im Stammhirn und hat seit Menschengedenken die erste Stimme im Orchester der dysfunktionalen Gedanken. Das hat durchaus eine Berechtigung, wenn Sie wirklich in eine vertrackte Lage geraten sollten. Meist aber folgen wir lediglich diesem Krakeeler, weil er lautstark brüllt und mit seiner Präsenz die anderen Emotionen niederdrückt. Schicken Sie ihn, zumindest für den Rest dieses Buches, vor die Tür und wenden Sie sich den klangvollen Stimmen der viel zu lange stumm gehaltenen Berater zu. Nehmen Sie dazu eine würdevolle Haltung ein.

Die innere Versammlung der Berater

Wen Sie zu Ihrer Versammlung einladen und vor allem, wann Sie diese einberufen, ist abhängig von Ihrer Situation. Es mag sein, dass Sie sich in einer misslichen Lage befinden: Ihr Chef hatte Ihnen eine Projektleitung angeboten. Sie aber lehnten ab, sagten, Ihnen fehle die Erfahrung, andere könnten das besser als Sie. Oder Ihre Beziehung zu Ihrem Partner wird zunehmend schlechter. Anfangs haben Sie das auf Ihre Überstunden im Büro und die dadurch mangelnde Zeit füreinander geschoben, aber mittlerweile fällt Ihnen auf, dass er kaum mehr Interesse an Ihren Themen zeigt. In beiden Fällen könnten Sie mit Selbstvorwurf oder Angst reagieren, könnten dem Krakeeler die erste Stimme geben. Er würde sagen: »Klar, das mit der Projektleitung hast du wieder mal versaut. Wie sollte das auch klappen, wenn du bei jeder Präsentation rot wirst und dich verhaspelst? Typisch, aber das war ja schon in der Schule so. Erinnerst du dich? Deine Mutter hat gesagt, aus dir werde nie ein Boss. Hatte doch recht, oder?« Und in Sachen Beziehung würde er Ihnen vielleicht sagen: »Ist doch klar, der hat eine andere. Du bist zu langweilig für ihn. Sieh dich doch an. Früher warst du attraktiv, aber heute? Tja, der Zahn der Zeit nagt auch an dir, meine Liebe. Sei froh, dass er überhaupt noch bei dir bleibt.« Und damit leuchten die Gefahrensignale. Sie werden zum Opfer, zum Jammerer. Sie zweifeln an sich. Wie die Königin in unserem Märchen ziehen Sie sich zurück. Und mit den Jahren geht verloren, was zuversichtlich, mutig, kreativ in Ihnen schlummert. Mit den Jahren verlieren Sie Ihre Strahlkraft, die kein Kleid, kein Schmuck, kein schnelles Auto zurückbringen kann. Strahlkraft kann Ihnen nur die Seele verleihen. Nur mag die Seele es nicht, dauerhaft in Angst und gedrückter Haltung zu leben.

Wenn Sie sich nun fragen, wie es Ihrem inneren Kritiker nahezu unbemerkt gelingen konnte, zur ersten Stimme im Orchester zu werden, möchte ich Ihnen sagen: Nehmen Sie an, was ist. Er hat es nun einmal geschafft, und es ist müßig, hier die Gründe zu erforschen. Wichtig ist: Jetzt wollen Sie eine andere Melodie. Punkt. Machen Sie sich und dem Krakeeler keine Vorwürfe. Er hat auch seine guten Seiten. Er drängt Sie zur Gewissenhaftigkeit, zur Vorsicht und zu einem Lauf der kleinen Schritte. Das macht Sie für andere einschätzbar. Mit seiner Hilfe sind Sie zu einer zuverlässigen Partnerin und Kollegin geworden. Auf der einen Seite ist das eine positive Entwicklung. Auf der anderen Seite jedoch fehlt durch den Einfluss des inneren Kritikers die Vielfalt der Launen. Keine Überraschung ist möglich. Nie würden Sie sich mit dem Krakeeler im Nacken spontan die Haare rappelkurz schneiden lassen. Nie aus reinem Übermut ein Flugticket nach Costa Rica kaufen, weil Sie gerade Urlaub haben und im Schaufenster des Reisebüros dieses verlockende Angebot Ihre Fantasie beflügelt. Dann würde Ihr Kritiker alles daransetzen, Sie davon abzuhalten. Nur kein Risiko, lieber Hemmungen haben – das ist sein Motto. Vermutlich hätten Ihnen rappelkurze Haare sowieso nicht zu Gesicht gestanden und wäre Costa Rica ohne Hepatitis-Impfung tatsächlich ein Risiko. Verteufeln Sie deshalb den kleinen Krakeeler in Ihnen nicht, er hat gute Dienste geleistet, nur haben Sie ihm zu viel Raum für seine einfältige Performance geboten. Das soll nun anders werden. Sie wollen aufblühen, Ihre Stärken zeigen und für eine Weile sehr genau hinhören, welche Töne die anderen Berater anschlagen.

Jeder einzelne Berater ist Teil Ihres Temperaments. Mit zunehmendem Alter mag es sein, dass einige in den Hintergrund treten und leiser werden. Dann schweigt der Draufgänger in uns, oder aber wir zeigen Witz und Charme. Das kann geschehen, wenn wir zum Beispiel merken, dass wir mit einer analytischen Art einen Erfolg im Job generieren. Oder dass wir mit Humor unseren Beliebtheitsgrad steigern. Das Feedback von außen hat einen Anteil an unserer Wahl des Beraters. Und doch möchte ich Sie inspirieren, einmal in die Innenschau zu gehen. Gibt es da einen Berater, den Sie vor Jahren verloren haben? Gibt es eine Facette in Ihrer Persönlichkeit, die Sie früher sehr mochten und gerne nutzten, die heute jedoch abseits Ihres Beraterstabes steht? Laden Sie diesen Berater wieder in die Runde ein! Polieren Sie diese Merkmale Ihrer Persönlichkeit.

Vielleicht gibt es sogar jemanden in Ihrem Umfeld, der bemerkt, dass Sie früher lockerer, lustiger gewesen seien. Nehmen Sie solche Sätze als Anker. Die bieten Ihnen Hinweise auf die leisen, verschütteten Stimmen in Ihnen. Wie in unserem Märchen der Schmetterling ein solch aufmerksamer Beobachter war, so gibt es im wirklichen Leben eine langjährige Freundin, einen Elternteil, einen Partner, der diese Bemerkung äußert. Es wäre unklug, sie mit einer Handbewegung aus der Luft zu wischen. Vielleicht ruft in diesem Moment die Verführerin in Ihnen: »Das Leben wird gerade zu langweilig. Ich bring da mal ein Prickeln rein, so wie früher.«

Setzen Sie sich also auf Ihren Thron, halten Sie Hof als Königin Ihres weiten inneren Reiches. Recken Sie das Kinn in die Luft und lassen Sie vernehmen: »Es ist Zeit für eine Versammlung. Zeigt euch, meine Berater.«

Teambuilding der besonderen Art

Wen Sie in Ihren Beraterstab berufen, das hängt von Ihrer Persönlichkeit ab – und auch von Ihrer Lebenssituation. Mit den Jahren verändern sich die Prioritäten. Was einmal für Sie wichtig war, kann heute keine Relevanz mehr haben. Sie dürfen entscheiden, wie Sie wirken wollen, wem Sie vertrauen wollen. Auf keinen Fall sollte ein anderer Sie mit Ratschlägen leiten. Das wäre etwa so, als würden Sie Ihre Krone einem Gegenüber aufsetzen und sagen: »Regiere mein Land, ich setze mich daneben, bin nur der Zuschauer in diesem Spiel.«

Bevor Sie einem Berater das Wort erteilen, sollten Sie eine Situation genau betrachten. Halten Sie den ersten Impuls der Reaktion zurück, denn dieser würde lediglich von Ihrer zuvor trainierten Stimme ertönen, wahrscheinlich vom Kritiker. Zwar haben Sie diesem die Tür gewiesen, aber der Geselle ist derart selbstbewusst, dass er diese Distanz zu überwinden weiß. Bitten Sie ihn in den Nebenraum, sagen Sie noch einmal, er solle schweigen. Und dann denken Sie nach:

- Was wäre eine andere Art der Reaktion?
- Möchten Sie handeln, wie Sie es sich zuvor nie erlaubten?
- Möchten Sie zuversichtlich, mutig, frech und verführerisch auftreten?

Das ist möglich, denn diese Stimmen gibt es in Ihnen! Sie entscheiden, welcher Berater die Impulse setzt.

An diesem Punkt des therapeutischen Gesprächs fragen die Patienten nach, ob wirklich alles möglich sei, ob sie jedem Berater, auch einem bislang unbekannten, Beachtung schenken dürften. »Aber ja«, betone ich dann, »das Leben ist im Fluss und Ihre Entwicklung ebenso. Erfahrungen formen den Charakter. Vielleicht waren Sie früher schüchtern als Kind – möchten heute als Erwachsener selbstbewusst und raffiniert agieren? Tun Sie es.«

ÜBUNG: WER ZÄHLT ZU IHREM BERATERSTAB?

Schlagen Sie bitte Ihr Notizbuch auf und wählen Sie Ihren Beraterstab, der Sie mit Wort und Inspiration begleiten darf.
Hier meine Vorschläge für Ihr ganz persönliches Team. Verstehen Sie diese lediglich als Anregung – denn Sie sind die Königin, Sie bestimmen über Ihr Team.

Der Berater für die Zuversicht
Er ist optimistisch, tröstend, bejahend, das Leben umarmend.

Der Berater für den Humor
Er ist gut gelaunt, positiv gestimmt, mit Witz und Leichtigkeit gesegnet.

Der Berater für den Genuss
Er ist großzügig, schwelgend, liebt die Opulenz genauso wie die kleinen Vorzüge des guten Geschmacks.

Der Berater für die Freude
Er ist lebensfroh, bejahend, freundlich, liebend.

Der Berater für die Schönheit
Er ist den schönen Dingen des Lebens zugetan, fördert und bewundert, weiß auch die kleinen netten Begebenheiten zu schätzen.

Der Berater für die Förderung
Er ist diszipliniert, fleißig, zielstrebig, dankbar für das Talent.

Der Berater für den Mut
Er ist kraftvoll, entscheidungsfreudig, wachsam, risikobereit, entschlussfähig.

Der Berater für das Wohlwollen
Er ist fürsorglich, zugewandt, gesellig, versöhnlich, nachgiebig.

Der Berater für die Verführung
Er ist charmant, umgarnend, reizvoll.

Der Berater für die Spontanität
Er ist sorglos, spontan, abenteuerlustig, die Chancen ergreifend.

Der Berater für die Kreativität
Er ist inspirierend, frei, eigensinnig, künstlerisch, außergewöhnlich.

Der Berater für die Neugier
Er ist wissbegierig, forschend, aufgeschlossen, hinterfragend, reflektierend.

Der Berater für die Klugheit
Er ist intelligent, weitsichtig, aufgeklärt, rational.

Und der Kritiker vor der Tür
Er ist vorsichtig, umsichtig, zweifelnd, ängstlich, abwartend, die Gefahren betonend.

Fazit: Suchen Sie sich maximal sechs Berater aus, die Ihnen in Ihrer aktuellen Situation helfen. Bitte stellen Sie sich diese Berater möglichst plastisch vor: Wie sehen sie aus? Wie klingt ihre

Stimme? Wie sind sie gekleidet? Sind sie Männer, Frauen oder sind es Fabelwesen? Wie bewegen sie sich? Auf welchen Namen hören sie? Wie riechen sie? Was macht sie unverwechselbar? Wie zwinkert der Berater für die Verführung? Wie originell ist der Kreativberater gekleidet? Und wie sanft und zugewandt ist die Ausstrahlung des Beraters für das Wohlwollen?
Wecken Sie Ihre Berater auf, sie haben schon zu lange geschlafen! Die dürfen nun ihre Sicht erläutern und dürfen Sie beeinflussen. Aber bitte nicht im Chor! Sie sind die Königin – Sie erteilen das Wort. Die Unterschiedlichkeit in Ihrem Beraterstab vergrößert Ihre Freiheit. Sie werden bald merken: Es kann ungemein befreiend sein, sich vor einer Entscheidung selbst zu sagen: »Stopp, erst halte ich Hof, erst gibt es eine innere Beratung.«

Kapitel 11: Zeitplanung für die Seele

Keine Sekunde lässt sich zwei Mal leben. Sich diesen Satz in stressigen Momenten aufzusagen kann Entspannung bringen. Warum nur eine Sekunde mit Ärger versehen? Warum sie mit Zweifel und negativer Energie belasten? Es ist eine Sekunde Ihres Lebens. Eine von durchschnittlich 2.504.411.136 auf unserer schönen Erde. Sie sollten geizig sein mit jeder Sekunde, keine verschleudern für unliebsame Themen. So lautet der Rat gemeinhin. Ich will hier widersprechen.

Wut, Zorn, Ekel – und Ärger, das sind Emotionen, die wir uns oftmals nicht erlauben. Schade, denn die können nützlich sein, um Widerstand zu leisten, wenn Ihnen Ungerechtes widerfährt. Sie ermöglichen es uns, aus der sprichwörtlichen Haut zu fahren, wenn uns das Verhalten der anderen schlichtweg reicht.

Gelassenheit mag eine empfehlenswerte Richtschnur sein, um gut durch die Tage und Jahre zu kommen, allerdings gilt sie nicht als Patentrezept. Ein Partner, der im Zorn zuschlägt, hat kein Verständnis verdient. Er braucht Grenzen – und Sie Abwehr! Die schlechte Laune des Chefs müssen Sie nicht neutralisieren, damit es ihm besser geht. Diese Laune gehört ihm. Es ist seine Aufgabe, damit fertigzuwerden. Ekel kann Sie vor Krankheit und auch vor Gefahr bewahren. All diese sogenannten dunklen Emotionen sind Teil Ihres Repertoires. Sie lassen sich sinnvoll nutzen, um einer Situation angemessen zu begegnen. Nur lernen wir selten, Wut, Zorn, Ärger auszuhalten. Uns wird suggeriert, wir sollten Gleichmut anstreben, verzeihlich sein. Wir denken, alles andere halten wir kaum aus, weil sich daraus Veränderungen, Konflikte, Konsequenzen ergeben. Und doch können diese Emotionen Ihnen helfen, die Dinge klarer zu sehen, wenn es Ihnen gelingt, sie mit Ihrer Vernunft zu verbinden. Dann erkennen Sie, dass der schlagende Partner nicht mehr der Mensch ist, für den Sie ihn anfangs in Ihrer Verliebtheit hielten. Oder Sie erkennen, dass Ihr Chef ein Choleriker ist, dessen Ausbrüche so schnell verfliegen wie der Dampf aus einem erhitzten Kessel heißen Wassers. Oder Sie sagen sich, der ständig ärgerliche Chef tut Ihrer Seele nicht gut, die ist zu zartbesaitet – und verlassen dieses Umfeld nach einem vernünftigen Abwägen aller Fakten. Also: Ärgern Sie sich, wo nötig. Es kann Sie schützen. Dann aber schütteln Sie sich und finden wieder zu Ihrer Gelassenheit! Denn in der Tat lebt es sich damit auf Dauer gesünder.

Fazit: Erlauben Sie sich die Heftigkeit von Ärger, Zorn, Wut und Ekel. Aber sorgen Sie dafür, dass Sie in diesen Emotionen nicht stecken bleiben.

Denn einmal im Ärger angekommen und dort lange verweilend, nistet er sich ein in Ihren Gedanken. Er arbeitet an Ihrem neuronalen Netzwerk und verknüpft dort negative Eindrücke. Je häufiger die in Ihrem Gehirn landen, desto eher werden sie zur Gewohnheit, bis Sie irgendwann sogar auf Kleinigkeiten mit Ärger reagieren. Das soll nicht sein. Dafür sind Sie nicht geboren. Sie haben Glück verdient, und Glück, da sind sich Psychologen und Gehirnforscher einig, ist eine Frage der Haltung. Spüren Sie Ihren Ärger in stressigen Momenten, aber bitte nur kurz! Schimpfen Sie! Wenn Ihr Mann Ihnen erklärt, er habe sich in seine Assistentin verliebt und fühle sich in deren Gegenwart so unwiderstehlich jung, dann haben Sie keinen Selbstvorwurf verdient, sondern er Ihre Wut. Wenn Sie zu spät zu einem Termin kommen, weil kein einziger Parkplatz zu finden ist, dann fluchen Sie. Es hört ja keiner! Aber es erleichtert in dieser Sekunde Ihre Seele. Und dann atmen Sie durch. Sagen Sie sich: All die schlechten Nachrichten sind doch nur wie ein Wimpernschlag der Zeit. Gemessen an Ihrer Lebensstrecke sind sie nicht mehr als eine kleine vorüberziehende Federwolke. Am besten rufen Sie nach Ihrem Berater für Gelassenheit. Damit verhindern Sie die Stresskaskade, die sich aufbauen würde, wenn Sie im Ärger verharren. Wenn Sie im Ärger verharren, geschieht Folgendes: Ihr vegetatives körperliches Alarmsystem spränge an, Stresshormone würden ausgeschüttet und Sie überfluten: Alles in Ihnen würde angespannt bleiben, Haut und Muskeln würden vermehrt durchblutet, der Herzschlag sich beschleunigen, der Blutdruck sich erhöhen. Sie würden schwitzen. Kampfmodus!, würde das Kommando lauten. Auch Ihre Seele geriete in Aufruhr. Stopp. Atmen Sie noch einmal durch, drei Mal ein und drei Mal sehr lange aus. Geben Sie den Stress über Ihre Lungen ab und sagen Sie sich: Keine Sekunde lässt sich zwei Mal leben. Dieser Ärger ist nur eine Momentaufnahme auf meiner langen Lebensstrecke und wird bald schon vergessen sein. Eine solche Haltung wendet Kratzer von Ihrer Seele ab, denn Sie halten inne, bedienen die alten Muster nicht mehr, sondern suchen den Schulterschluss mit Ihrer Gelassenheit.

Zeitplan als Stresskiller

Es gibt viele Wege, im Stress zu landen. Andauernder Ärger gehört definitiv dazu. Ihr Körpergedächtnis wird mit der Zeit lernen, dass das Leben anstrengend ist und so gut wie kein Tag ohne Frust oder Aufregung vergeht. Sicherlich ist es Ihnen aufgefallen, dass Sie umso reizbarer werden, je mehr Sie unter Zeitdruck geraten. Und tatsächlich hängen diese Aspekte von Zeit und Druck eng miteinander zusammen. Druck, Termine einzuhalten, Aufgaben zu erledigen und zu funktionieren. Das raubt selbst dem gesündesten Menschen auf Dauer das Gespür für ein gutes Leben. Nun könnten Sie entgegenhalten, dass Sie all Ihre Aufgaben erfüllen müssen, um beruflich und privat nicht zu scheitern. Ja, das glaube ich Ihnen. Und genau deshalb will ich Sie in diesem Kapitel davon überzeugen, dass Sie nur mithilfe eines klugen Zeitplans gelassen und wirksam sein können. Was im Management längst zum Einmaleins des Erfolgs zählt, vernachlässigen wir allzu oft im Privaten. Wir priorisieren die Aufgaben nicht. Wir wagen nicht, Nein zu sagen. Auch achten wir zu wenig auf gesundes Essen und Bewegung und hetzen stattdessen ungeplant durch den Tag, um am Abend entkräftet auf dem Sofa zu landen. Dort suchen wir Entspannung im Zappen durch platte Serien bei gleichzeitigem Alkoholkonsum. Das tut der Seele nicht gut.

Wenn ich meine Patienten, die wegen Überforderung Hilfe suchen, frage, ob sie das Gefühl haben, sich in der Zeit zu verlieren, dann nicken sie. Wenn ich sie außerdem frage, nach welchem Zeitplan sie vorgehen, heben sie die Schultern und antworten: »Ich habe keinen. Ich versuche einigermaßen durch den Tag zu kommen. Aber zunehmend habe ich das Gefühl, am Leben vorbeizurasen.« Empfinden Sie ähnlich? Dann geht es Ihnen wie rund 87 Prozent der Menschen in Deutschland. Jeder Zweite gibt sogar an, sich mit Zeichen von depressiver Verstimmung und Erschöpfung durch den Tag zu schleppen. Davon berichtet eine Studie der Pronova BKK.[25] Diese Ergebnisse decken sich mit meiner Erfahrung: Die Korrelation zwischen Zeitdruck und dem Leiden der Seele ist offensichtlich. Betrachten wir die Sache mit der Zeit einmal neutral, so steht ausnahmslos jedem Menschen auf der Erde ein Tageskontingent von vierundzwanzig Stunden zu. Nicht mehr und nicht weniger können auch Sie füllen. Aber warum scheint Zeitmanagement einigen Menschen leichtzufallen, und andere verzweifeln an ihrem Zeitdruck? Es kommt auf die Qualität an, die Sie den Tagen geben. Je bewusster Sie die Tage nach wichtigen Lebensinhalten ausrichten, desto eher werden Sie selbst zum Hüter Ihrer Zeit. Und andersherum gilt: Je weniger Beachtung Sie Ihrer Zeitplanung schenken, desto mehr werden Sie am Ende Ihrer Lebensstrecke bereuen. Dann wird es kein Zurück mehr geben, keine Möglichkeit auch nur einer kleinen Korrektur. Die Reue am Ende des Lebens wird schmerzhaft sein. Sie geht einher mit dem Satz: »Ach hätte ich doch meine Zeit sinnvoller genutzt. Hätte ich doch besser geplant und weniger Stress empfunden.«

Achtung: Absturzgefahr!

Wie oft können Frauen und Männer, die mir gegenübersitzen, ihre Tränen nicht zurückhalten, wenn sie sagen: »Ich komme mit meiner Zeit nicht mehr klar. Es ist alles zu viel.« Das ist, so finde ich, wirklich ein Grund zum Weinen. Denn die Zeit ist die Grundlage für Ihr Leben. Sie bestimmt die Länge Ihrer Strecke und das Tempo, in dem Sie darauf gehen. Zeit ist Ihre wichtige Ressource – und leider ist sie endlich. Sie tickt unnachgiebig vorwärts. Wenn Sie heute Ihrem Kollegen einen Gefallen zusagen, dann mag das auf den ersten Blick nett sein. Nett für wen? Nicht für Sie! Denn dieser Gefallen frisst Ihre Zeit, und Sie werden keine Gelegenheit haben, diese Zeit mit Ihren eigenen Aufgaben zu füllen. Es mag sein, dass Sie sich abends müde aufs Sofa setzen, durch Ihr TV-Programm zappen und sich in einer Entspannung wähnen. Das aber ist falsch. Mit dem Konsum dieser Bilder ohne Limit vergeuden Sie das Kostbarste, was Ihnen das Leben schenkt. Energiefresser solcher Art sind auf Dauer eine Belastung für die Seele. Die nämlich hat ein anderes Anliegen: Sie will gestärkt werden durch Aufgaben, die Ihrem Potenzial entsprechen. Die will, dass Sie ein klares Nein sagen, wenn der Klau Ihrer Zeit droht. Und dieses Bewusstsein, das Überflüssige vom Wichtigen zu unterscheiden, ist bereits der erste Schritt zu einem gelingenden Tag.

Als Maria Meyerhoff in meine Sprechstunde kam, war ihr erster Satz: »Ich schaffe das alles nicht mehr.« Und tatsächlich stemmte sie viele Aufgaben am Tag. Als alleinerziehende Mutter eines dreijährigen Kindes und mit einem Ganztagsjob im Kaufhaus hechelte sie durch die Stunden. Und erschöpfte sich fast daran. Mir fiel auf, dass sie im Beruf jeglichen Konflikt vermied. Um des Friedens willen übernahm sie sogar Arbeitsschichten von Kollegen und ließ es zu, dass ihr Abteilungsleiter ständig mit Kündigung drohte. Ich fragte sie, warum sie diese Angriffe nicht abwehre, und sie antwortete, sie habe keine Kraft dazu. Gefragt nach einem Tagesplan, zuckte sie mit den Schultern. Den habe sie lange aufgegeben. Sie versuche einfach nur zu funktionieren. Sie arbeite ab, eins nach dem anderen. Dabei ließ sie die Schultern hängen, sah mich traurig an, und ich ahnte, dass sich hinter diesem Ausdruck eine durchaus patente und zupackende Frau verbarg, nur hatte sich der Stress hartnäckig über ihre Seele gelegt. Ich gab ihr ein Blatt und einen Stift und bat sie, die Aufgaben eines Tages aufzuschreiben. Es kam eine beachtliche Liste zusammen. Was fehlte, das waren die Aspekte Sport und Erholung. Denn abends ab 20:00 Uhr, wenn ihr kleiner Sohn schlief, saß sie auf dem Sofa. Sie legte die Füße hoch und sah sich Serien an. »Bis 22:00 Uhr«, sagte sie. »Ich brauche das, um runterzukommen.« »Jeden Abend zwei Stunden Sofa und Netflix?«, fragte ich nach, »das ist ein beachtlicher Teil der Zeit. Vierzehn Stunden in der Woche, 56 Stunden im Monat!« Maria nickte: »Ich weiß, aber anders geht es nicht.« Ich verzichtete darauf, diese Fernsehzeit auf ein durchschnittliches Leben hochzurechnen. Sie hatte auch so verstanden, worauf ich hinauswollte. Und mir war klar, dass diese Angewohnheit nicht über Nacht zu beheben war. Marias Gehirn würde einige Wochen benötigen, um neue Bahnen zu bilden. Ich bot ihr an, gemeinsam ihre Aufgaben zu priorisieren, sie einzuteilen nach dringlich, wichtig, wesentlich und überflüssig. Sie stimmte zu. Es sollte einige Therapiestunden dauern, bis sie aus vollem Herzen sagen würde: »Ich habe meine Tage im Griff. Ich erledige meine Aufgaben mit Freude.« Zunächst ging es darum, ein Zeitsystem zu akzeptieren und sich konsequent danach zu richten. Das bedeutete auch: Nein zu sagen. Mit Blick auf ihren Zeitplan und die darin notierten Aufgaben fiel es ihr zunehmend leichter. Und obwohl Maria sich anfangs sorgte, an Beliebtheit einzubüßen, bemerkte sie überrascht: »Seltsamerweise akzeptieren die Menschen, wenn ich einen Gefallen ablehne.« Und allmählich verstand sie, dass Zeitplanung durchaus egoistische Facetten tragen darf.

→ Richten Sie den Spot der Scheinwerfer nicht auf andere! Sie spielen die Hauptrolle in Ihrem Leben.

Meine seelengerechte Zeitplanung umfasst mehr als nur die beruflichen Aufgaben. Sie bedeutet ebenso, die Ernährung, die Bewegung, die Beziehungspflege unter die Lupe zu nehmen. Dieser ganzheitliche Aspekt garantiert Ihnen, dass sich nach wenigen Wochen wieder Freude über die Aufgaben legt. Damit meine ich, dass Sie Ihren Fokus nicht nur auf die Pflicht legen, sondern auch auf Ihren Fixstern. Der kann im Beziehungs-, Sport-, Gesundheits- oder im spirituellen Bereich leuchten. Immer legt meine Art der Zeitplanung Wert auf die Priorisierung der Aufgaben, um die Seele vor Stress zu schützen.

- Was ist wichtig für Ihr Glück?
- Was ist dringlich zu erledigen, damit es keine Krise gibt?
- Was zu vernachlässigen, zu delegieren?
- Was ist überflüssig oder gar schädlich für die Seele?

ÜBUNG: DIE QUADRATUR DER ZEIT

Nehmen Sie bitte Ihr Heft zur Hand und zeichnen Sie ein Quadrat über eine Doppelseite. Versehen Sie dieses Quadrat mit einem Kreuz, sodass vier gleiche Felder entstehen. Dadurch teilen Sie Ihre Aufgaben ein. Sie setzen Prioritäten, denn nicht alles ist superwichtig und superdringend. Bei Licht betrachtet sind Aufgaben, die uns scheinbar unter den Nägel brennen, eher unwichtig oder sogar überflüssig. Sehen wir genauer hin:

Schreiben Sie in das obere rechte Feld ein A.
Im Feld A stehen Aufgaben, die dringend und wichtig sind. Die können Sie nicht verschieben. Die sind bedeutsam, und manchmal treten sie sogar unvorhersehbar in den Alltag. Dann ruft Sie der Vorstandsvorsitzende zum Ad-hoc-Termin. Aber Achtung: Das geschieht selten, sehr selten sogar.
Würden Sie eine A-Aufgabe vernachlässigen, würde das zu Kritik, Konflikt oder Krise führen.

Schreiben Sie nun in das obere linke Feld ein B.
In Feld B stehen Aufgaben, die wichtig und nicht dringend sind. Diese Aufgaben können Sie in Ruhe planen, abarbeiten. Sie sind vorhersehbar. Alles, was bereits in Ihrem Terminkalender steht, was vor- und nachbereitet werden muss, findet in diesem Feld eine Priorität und zwar angenehme sowie unangenehme Dinge. Solange Sie hier dranbleiben, droht keine Krise. Die würde sich erst entwickeln, wenn Sie zum Beispiel die Abgabe der Steuererklärung vernachlässigen, wenn Sie Fristen nicht beachten. Fragen Sie sich hin und wieder, ob Ihre B-Aufgaben noch wichtig sind. Wenn nicht, verschieben Sie diese ins D-Feld oder delegieren Sie Aufgaben. Das bringt Ihnen ein Mehr an Zeit.
Im B-Feld spüren Sie gute Energie. Hier können Sie Ihr Potenzial entfalten. Wenn Sie Ihren Kindern ein fördernder Begleiter sein wollen und der größte Wunsch ist, Ihren Kindern Zukunftschancen zu eröffnen, dann halten Sie in diesem Feld Zeit für gemeinsame Erlebnisse und gemeinsames Lernen frei. Wenn Sie den nächsten Karriereschritt anstreben, dann finden im B-Feld Ihre Weiterbildung, Ihre Überstunden, Ihre Gespräche mit den Vorgesetzten statt. Wenn Sie ein Buch schreiben wollen, ist hier Raum für diese schöne Arbeit. Im B-Feld fühlen Sie sich wohl, weil Sie Ihre Zeit sinnvoll nutzen und Ihr Fixstern näher rückt.

Schreiben Sie nun in das untere rechte Feld ein C.
Die Aufgaben im C-Feld sind nicht vorhersehbar und unwichtig. Sie können sie nicht planen und nicht verschieben. Es sind spontane Unternehmungen, die Ihnen Freude bereiten. Es ist Ihre Ernährung, Bewegung, das Stillen des Durstes, das Naschen oder der überraschende Besuch einer Freundin. Genießen Sie diese C-Aufgaben im Augenblick.

Schreiben Sie in das untere linke Feld ein D.
D-Aufgaben sind weder wichtig noch dringend. Genau betrachtet ist es der Abfalleimer aller übrig gebliebenen Aufgaben. Meist sind sie zu streichen oder dienen lediglich dem Zeitvertreib.

Ode an die Disziplin

Die meisten Geschehnisse im Leben können Sie beeinflussen. Sie können sich gesund ernähren, regelmäßig bewegen, sich weiterbilden und ausreichend schlafen, um auf diese Weise Krankheiten wie Diabetes oder Alzheimer im Alter vorzubeugen. Sie können Ihre Achtsamkeit durch Meditation trainieren, um der Stimme der Seele zu folgen. Auch die Orientierung in der eigenen Zeit ist nicht durch Zufall bestimmt. In jedem Menschen gibt es eine gefühlte Zeit, es ist der persönliche und zum Teil angeborene Takt. Sie selbst haben es in der Hand, Ihrer Zeit eine Richtung zu geben. Sie im Einklang mit Ihrer Seele zu gestalten.

Zweierlei benötigen Sie dazu: Freude und Disziplin. Sollte Ihnen der Mix ein wenig seltsam erscheinen, dann liegt das daran, dass die meisten Menschen Disziplin nicht mit Freude verbinden. Im Gegenteil ist sie für viele mit Mühe, sogar Schmerz behaftet. Disziplin hat bis heute nicht den besten Ruf. Zu Unrecht, finde ich. Wie wäre es, würden wir diesen Wert nicht mit Drill, sondern mit Freude und Erfolg verbinden? Denn ohne Disziplin würden wir verdummen mit der Zeit. Wir hingen erschöpft im A-Feld oder schlaff im Feld D und hätten keine Ahnung, wie wir Ziele bildeten, geschweige denn erreichten. Das hätte Folgen. Rumhängend im D-Feld, würde die fluide Intelligenz sich zurückentwickeln, die immer dann entsteht, wenn wir uns herausfordernden Aufgaben widmen und unsere Leistungsfähigkeit steigern. Vielleicht würden wir von unserem Fixstern träumen, erreichen aber würden wir ihn ohne Disziplin nie.

Sie werden also nicht überrascht sein, wenn ich Ihnen an dieser Stelle sage: Im B-Feld wohnt die Disziplin, denn dort ist auch Ihr Talent zu Hause. Und ich verspreche Ihnen: Derart betrachtet macht die Disziplin Freude, denn sie hilft Ihnen, aus sauerstoffarmen Fahrwassern herauszufinden und damit alte Gewohnheiten zu verändern. Je mehr Sie bewusst entscheiden, sich in das B-Feld zu begeben und Ihre Zeit mit Schritten zum Ziel zu füllen, desto besser werden Sie sich fühlen. Warum? Weil Sie Erfolg erkennen. Weil Sie Sinn in Ihre Zeit geben. Weil die Angst von Ihnen abfallen wird, Druck und Stress könnten entstehen.

Es sind die regelmäßigen, sehr sturen Schritte, die einen Erfolg generieren. Dazu brauchen Sie sich lediglich das Versprechen zu geben, Ihren Plan einzuhalten, komme, was da wolle. Keine Ausrede darf Ihnen dazwischenfunken. Kein Zerren von außen lassen Sie zu. Sie lösen Ihr Versprechen ein, und das lautet: Ich erledige mit Freude meine wichtigen B-Aufgaben.

Als ich beschloss, dieses Buch zu schreiben, hatte ich zunächst vor dieser Aufgabe einen derartigen Respekt, dass der mich auf Abstand hielt. Ich zögerte, traute mich nicht an die Seiten. Mir fielen mindestens fünf Aufgaben ein, die ich ebenso erledigen könnte – nur würden die mich dem Abgabetermin nicht näher bringen. So setzte ich mich an den Schreibtisch, weckte die Disziplin in mir. Mein Versprechen war: Jeden Abend zwei Stunden am Buch zu arbeiten und zwar von 21:00 bis 23:00 Uhr, ein halbes Jahr lang. Ich ahnte, dass mich der Sport mit Freunden, der Kinobesuch mit meiner Partnerin, das Diskutieren mit meinen Kindern von diesem Selbstversprechen abhalten könnten, dass überhaupt die Macht der Gewohnheit stärker sein könnte als der Impuls zu schreiben. Also klärte ich meine Kinder, Freunde, meine Partnerin darüber auf, dass dieses Projekt für die nächsten Monate eine wesentliche Aufgabe sei, dass sie mich unterstützen könnten. Ich nahm meine Liebsten mit ins Boot, und so manches Mal waren sie mir eine Hilfe, wenn sie sagten: »21:00 Uhr, ab an den Schreibtisch.«

Einmal wöchentlich nahm ich mir zusätzlich eine halbe Stunde Zeit, um die Seiten zu zählen, die Erfolge zu überprüfen und auch zu feiern. Anfangs habe ich mir selbst auf die Schulter geklopft, mich für die Disziplin gelobt. Aber bald schon klang das Lob wie ein Hohn. Es war nicht mehr nötig, denn ich habe schlichtweg Freude empfunden auf diese Schreibzeit am Abend. Sie wurde mir zur neuen Gewohnheit, zur Begleiterin durch eine schöne Zeit. Und sie berührte meine Seele, indem ich hin und wieder in einen Flow geriet. Da lösten sich Raum und Zeit auf, aus zwei Stunden wurden drei. Später sollte mir jemand erklären, das seien Sternstunden für Autoren.

Die Disziplin, das habe ich gelernt, ist stärker als die Magie alter Gewohnheiten. Denn sie trägt uns auf der Kurve der Leistungsfähigkeit. Sie hilft zu der inneren Klarheit, das Wichtige vom Unwichtigen zu unterscheiden und darüber hinaus das Wesentliche in Ihrem Leben zu erkennen. Sie werden mehr und mehr fähig, Ihre Zeit gegen Energiefresser zu verteidigen. Das mögen andere als Eigensinnigkeit bezeichnen, ich nenne es schlichtweg, sich konsequent auf das Wesentliche im Leben zuzubewegen. Dann kommt ein Nein viel leichter über die Lippen, und so manches TV-Programm verliert seinen Reiz. Es wird auf einmal völlig unbedeutend.

Mit jedem Schritt, den Sie sich weiter nach vorne wagen, nähern Sie sich übrigens dem Rand Ihrer Komfortzone – bis es Ihnen gelingt, diesen zu übertreten. Dann entstehen neue Eindrücke, es steigt Ihr Selbstvertrauen. Im Gehirn fügen sich entsprechende Verschaltungen zusammen. Selbstvertrauen wird dann zur Selbstverständlichkeit. Sie wachsen über sich hinaus, entdecken ein Potenzial, von dem Sie keine Ahnung hatten, dass es in Ihnen ruhte. Fragen Sie einmal Leistungssportler nach dieser Disziplin der kleinen Schritte. Die Schwimmweltmeisterin Britta Steffen wurde nicht über Nacht zur schnellsten Schwimmerin. Viele Jahre Disziplin brachte sie auf, um diesen Erfolg zu erreichen, um Kraft, Emotion, Seelenstärke auf den

Punkt genau abzurufen – eine Siegerin zu sein. Und Sie? Was wollen Sie wirklich, wirklich erreichen? Gehen Sie darauf zu! Nehmen Sie Ihre Disziplin mit, die ist Ihnen angeboren! Wäre das anders, könnte kein Kind laufen lernen. Es übt und übt und übt, bis die Schritte leicht daherkommen. Danach steigert es die Länge der Schritte und auch das Tempo. Es erobert sich seinen Platz. Es trainiert im B-Feld, im Feld der äußerst sinnvollen Angelegenheiten. Bei dieser Freude auf Leistung kann es passieren, dass Sie die Pausen vergessen!

Bewusst gesetzte und zeitlich limitierte Erholungsphasen sind Balsam für Ihre Seele. Denn einer Anspannung sollte immer Entspannung folgen, die länger dauert als die Aufgabe, die Sie zuvor erledigten. Diese Regel entspricht einem Sparbuch. Sie zahlen einen Geldbetrag ein – und erhalten Zinsen. Dieser Effekt schützt Sie vor Stress und Erschöpfung. Übrigens finden Sie eine wirksame Erholung in der Natur und nicht vor dem Fernseher. In der Natur tanken Sie Ihre Zellen mit Sonnenlicht auf, atmen Sauerstoff und kurbeln die Zellaktivität an. In der Natur baut sich das Stresshormon Adrenalin nachweislich schneller ab als in geschlossenen Räumen, und die Vielfalt der Farben in Grün beruhigt Ihr Gehirn. Der Blutdruck sinkt, die gesamten Systeme finden zurück in eine Kohärenz. Auch das D-Feld, das Feld für überflüssige Aufgaben, kann bei limitierter, richtiger Nutzung Sinnvolles bieten. Das entspannte Lesen eines Buches gehört zum Beispiel dazu.

Kapitel 12: Der Vertrag zum persönlichen Glück

Glück entsteht im Kopf. Glück ist Ihre persönliche Schmuckkette, die sich aus Gedanken, innerer Haltung, aus Handeln fügt. Und es ist ein Irrtum zu denken, dass die Abwesenheit von Glück etwas mit den Genen zu tun hat. Niemand wird als Pechvogel geboren, und niemand muss eine Last schleppen, die er nicht schultern will. Denn Glück, das zeigt die Forschung, hat einzig mit gedanklicher Bewertung zu tun. Welche Bedeutung Sie einem Umstand geben, welche Emotionen Sie investieren, darüber entscheiden Sie. Ob Sie sich ärgern und im Ärger stecken bleiben, ob Sie wüten, bis der Blutdruck über die Maßen steigt, ob Sie jammern, bis sich die Gesichtsfalten vertiefen, das können Sie steuern. Es mag sein, dass Sie aktuell in emotional oder finanziell unsicheren Situationen feststecken. Das ist so. Das nehmen Sie bitte an. Probleme schönzureden wäre nicht ehrlich. Sie würden sich um Ihre Lehrstücke im Leben bringen, an denen Sie wachsen können. Das wäre etwa, als würde ein Künstler sein Bild nach Launen ständig mit dicken Pinselstrichen übermalen. Er würde nie mehr als ein Bild schaffen, könnte nie eine Galerie seiner unverwechselbaren Entwicklung präsentieren. Oftmals entstehen die besten Werke nach einer überwundenen Schaffenskrise. Und Tiefgang und Demut erreichen Menschen erst, nachdem sie ihr Glück eine Weile verloren haben, um dann mit Verve wieder an dessen Rückkehr zu arbeiten.

Nun drängt sich die Frage geradezu auf: Was genau macht Ihr Glück aus? Und hier beginnt die Geschichte doch etwas komplizierter zu werden als gedacht: Denn es gibt kein Rezept, das für Sie und mich und jedermann gleichermaßen gilt. Wie gerne würde ich Ihnen eine Glücksformel in drei Zeilen packen und Ihnen diese feierlich überreichen. Ich kann es nicht; es wäre vermessen, anderes zu behaupten. Auch wenn Nationen, Regierungen, Institute jährlich verkünden, sie hätten die Kriterien für Glück entdeckt, sind das doch nur Grundpfosten. Diese brauchen wir, natürlich. Wir brauchen Frieden, Bildung, soziale Geborgenheit, die Ordnung unserer Finanzen. Dass Gesundheit und ein langes Leben dazugehören, das ist universell richtig. Aber zwischen diesen dicken Pfosten gibt es unsere eigenen, kleinen Glücksfreiräume. Sie zu finden setzt die Spurensuche der eigenen Vorlieben voraus.

An welchen Dingen können Sie sich in einer fast kindlichen Weise erfreuen? Wenn ich sonntagmorgens in der Küche stehe mit dem Vorsatz, die »weltbesten« Brötchen für meine Familie zu backen, dann empfinde ich meine kleine Art von Glück. Zu dieser frühen Stunde am freien Tag in der Woche bin ich nicht zu großen Taten bereit. Ich mag es, dann die Seele baumeln zu lassen. Bereits am Abend zuvor züchte ich den Sauerteig. Am nächsten Morgen werden Mehl, Körner und weitere Zutaten hinzugefügt. Ich empfinde Vorfreude aufs Frühstück, wenn der Duft die Küche füllt und die Familie am Tisch sitzt, während ich die Brötchen serviere. Vielleicht sagen Sie, das sei Zeitverschwendung, für ein paar Brötchen eine Stunde in der Küche zu stehen. Vielleicht mögen Sie eher den Brunch im Café und können erst in großer Freundesrunde ein Glücksgefühl spüren. Es kann auch sein, dass Ihr Glückslevel viel höher liegt, dass Sie erst dieses Wohlgefühl empfinden, wenn Sie die Karrierestufe zur Abteilungsleiterin hochgestiegen sind oder wenn Sie Ihre langersehnte Reise um die Welt beginnen. Glück hat ungefähr so viele unterschiedliche Gewichtungen, wie es Menschen gibt – und Glück kann sich ändern im Laufe eines Lebens. Aber sicher ist: Es hängt eng mit Ihrer Persönlichkeit zusammen und auch mit Ihren Ansprüchen an sich selbst.

Als ich einmal die Schwimmweltmeisterin Britta Steffen interviewte, sagte sie mir einen bemerkenswerten Satz. Wir sprachen über ihren Olympiasieg und Weltrekord in Peking, als sie auf der 50-Meter-Freistil-Strecke eine Hundertstelsekunde schneller war als ihre Konkurrentin. Das ist ein Sieg um die Länge eines viertel Streichholzes. Mit dem bloßen Auge kaum sichtbar, und doch kann dieses kleine Stückchen Vorteil eine ganze Sportlerwelt bedeuten. Glück, wie gesagt, kann im Kleinen sehr, sehr groß werden. Bei Britta Steffen lautete der Fixstern, eine Siegerin im Schwimmen zu sein. Seit Kindertagen erarbeitete sie sich Schritt für Schritt den Weg dorthin. Kein Stolpern konnte sie aufhalten. Und als sie den Einklang mit ihrer Seele fand, da wurde alles möglich, mehr noch, als sie sich es je erträumte. Sie trägt die Titel Deutsche Meisterin, Europameisterin, Weltmeisterin und Olympiasiegerin in ihrer Disziplin. Das übrigens hätte der kleinen Britta niemand zugetraut. Nach ihren Angaben wurde sie sogar von einem »Talentsichter« in der ehemaligen DDR ausgemustert: zu klein, zu dünn, keine Chance, war dessen Urteil. Aber in ihr leuchtete schon diese Ahnung, die zum Fixstern werden sollte. Sie selbst war es, die an diesem zwei Jahrzehnte festhalten sollte.

Fazit: Es lohnt sich, hin und wieder eine stille Stunde einzulegen und darüber nachzudenken, was Sie wirklich, wirklich erreichen möchten. Fragen Sie sich sehr konkret: Was bedeutet für mich Glück? Legen Sie sich keine Denkverbote auf. Wenn Sie in die Fülle all Ihre Chancen packen wollen, tun Sie es. Glück hat viel mit einer flexiblen Fantasie zu tun, vor allem aber mit den Bildern, die Sie in sich tragen. Um die herauszufinden, brauchen Sie Zeit und im Folgenden einen Plan.

Wie das Erreichen eines Ziels nicht ohne Orientierung vollbracht werden kann, so werden Sie das Glück auch nicht finden, wenn Sie keine Vorstellung davon entwickeln, wenn Sie keine Sinnhaftigkeit in diesem Glück erkennen. Hierzu passt die folgende Anekdote: Ein Mann fühlt sich mit jedem Tag unzufriedener. Seine Laune sackt ab, seine Energie ebenso. Er überlegt, gar nicht mehr aufzustehen, einfach im Bett zu bleiben. Ob er einen Tag bewältigt oder nicht, ist ihm einerlei. Keine Abwechslung, nur Routine, Langeweile gar.

Mittlerweile schmerzt sein Rücken, und auch seine Verdauung funktioniert nicht mehr. Mit diesen Beschwerden konsultiert er seinen Arzt. Der fragt: »Wie beginnen Sie den Tag?« Der Patient antwortet gelangweilt: »Wie soll ich den schon beginnen? Ein Tag ist wie der andere. Ich stehe auf, gehe zur Toilette, übergebe mich und putze mir die Zähne, dann …« Der Arzt unterbricht den Mann: »Wie bitte? Sie übergeben sich?«

»Ja, klar. Jeden Morgen. Ist doch normal.«

Dieser Mann hat das Gespür für sich selbst verloren und keine Vorstellung davon, dass Tage gesund und freudvoll beginnen können. Für ihn war der Seelenschmerz zur Routine geworden. Wenn wir nicht hin und wieder unsere Aufgaben, Gewohnheiten und Ziele hinterfragen, kann sich solch ein falsches Muster einschleichen und automatisieren. Sie denken, alles sei in Ordnung, dabei ist bei genauer Reflexion die Sache höchst vertrackt. Sie marschieren auf einer Spur, die nicht Ihrer Bestimmung entspricht, Sie laufen dann dem Unglück hinterher.

Der Rost auf den Tagen

Die Seele merkt, wenn Ihre Tage verrosten. Lange bevor Langeweile eintritt oder gar körperliches Unwohlsein zu spüren ist, meldet sie sich mit einem Störgefühl. Sie mahnt Ihr Glück an. Nur dauert es eine Weile, bis diese Mahnung in Ihrem Gehirn angekommen ist und sich dort in eine Sehnsucht nach guten Gefühlen dechiffriert. Das ist der Zeitpunkt, an dem Patienten und Patientinnen vor mir sitzen und sagen: »Eigentlich müsste ich doch glücklich sein.« Ihre Körperhaltung und auch ihre Mimik verraten anderes. Ich frage dann nach: »Eigentlich? Was fehlt Ihnen konkret zum Glücklichsein?« »Ich will nicht undankbar sein. Ich bin gesund, ich habe eine Familie, einen Job. Keinen Grund, mich zu beschweren. Das würde auch keiner verstehen.«

Fazit: »Eigentlich müsste ich glücklich sein« bedeutet: Im Moment ist das Glück abwesend. Ich sehe, fühle, rieche, schmecke es nicht mehr. Meine Sinne sind abgestumpft.

Ein Patient, nennen wir ihn Geron, ist seit dreißig Jahren verheiratet. Fast genauso lange geht er jeden Morgen um 8:00 Uhr in sein Büro in einer Steuerkanzlei. Karriere machte er nie. Nach der Ausbildung wurde er Gehilfe, erarbeitete sich ein solides Profil als zuverlässiger, pünktlicher, sorgsamer Mitarbeiter. Geron fiel weder durch besondere Leistung noch durch Fehler auf. Das machte ihn zu einem für den Chef akzeptablen, aber nicht förderungswürdigen Mitarbeiter. Viele Kollegen hat Geron kommen und gehen sehen, die Umstrukturierung vor einigen Jahren, das Einführen digitaler Programme hätte ihn fast aus der Bahn geworfen. Geron schätzt Veränderungen nämlich ganz und gar nicht. Damals hatte er kurz darüber nachgedacht, früher in Rente zu gehen, mit 56 wäre das möglich gewesen. Warum sich in diese Programme einarbeiten, wo doch sein Papiersystem bestens funktionierte? Aber er blieb, mühte sich durch diese Technologie – und hielt doch sein bisher angewandtes eigenes System für effektiver. Gefragt nach seinem Privaten, winkt er ab. Die Ehe laufe, mehr gebe es nicht zu sagen. Abends treffe man sich vor dem Fernsehgerät, Gespräche gebe es nicht mehr, nach dreißig Jahren Ehe sei alles gesagt. Schmusen gebe es nicht mehr, man sei ja nicht mehr zwanzig! Seine Frau sei eben da in ihrem alten Jerseykleid. Ein wenig aus dem Leim gegangen sei sie, aber sonst noch ganz passabel. Man verstehe sich auch ohne Worte, ohne Umarmung. Man gehöre eben zusammen. Gefragt nach Hobbys, nach Freunden, nach kleinen Abenteuern, hob er die Schultern und fragte: »Wieso denn das?«

Als Geron mit monotoner Stimme erzählte, bildeten sich kleine Schweißperlen auf meiner Stirn. Wie wenig Anspruch, wie wenig Bereitschaft zur Veränderung war da vorhanden! Das Glück hatte sich in seinem Leben zurückgezogen, denn in einer Routine solcher Dichte findet es keine Entfaltung. Ich dachte einen Satz, den ich als

Therapeut nicht sagen darf: »Es gibt Menschen, die sind schon im Leben tot.«

Ich fragte mich, womit ich ihn wecken könnte aus seiner Lethargie. Wann nur hatte Geron sich verloren? Um es abzukürzen: Wir fanden nichts. Er wollte nicht resümieren, nicht die Spur zurückverfolgen, die in diese Langeweile führte, weit und öde wie eine Steinwüste. Dabei hätte ich ihm den Schmerz der Reue gewünscht, denn noch war es nicht zu spät, etwas zu verändern. Noch hätte er sagen können: »Ich nehme an, was ist – und werfe dann ein Licht in meine Zukunft.« Aber er sagte nur, er wolle sich nicht anstrengen.

Ich legte den Stift neben das Patientenblatt, sah Geron lange an. Auf mein Angebot, einen nächsten Termin zu vereinbaren, winkte er ab: »Nee, das hier habe ich nur meiner Frau zum Gefallen getan. Mir bringt das nichts.«

→ Ein gelingendes Leben geschieht nicht von selbst. Es setzt eine lebenslange Arbeit am persönlichen Glück voraus.

Kämpfen, nicht aufgeben!

Auch Kinder, mit einem goldenen Löffel im Mund geboren, mit liebevollen, fördernden Eltern, werden irgendwann auf sich allein gestellt sein und dem Schicksal die Stirn bieten müssen. Niemand hat ein Abonnement auf Glück. Es kann über Nacht sich ein Umstand ändern, der neue Konzepte verlangt und auch eine neue Bewertung.

Das wurde uns selten drastischer vor Augen geführt als in der Corona-Pandemie. SARS-CoV-2 mitsamt seinen Mutationen unterschied nicht nach Reichtum oder Fitness, nicht nach Bildung oder Herkunft. Dieses mistige Virus überfiel jeden, den es erreichen konnte. Keine Affirmationen, kein Leugnen half, sondern nur der Plan von Hygiene, Abstand, von Eigenschutz. Die Situation war da. Annehmen, was ist. Einige erkannten ihre Chance in der Krise und nutzten sie, indem sie ihre zuvor vergessene Kreativität weckten, indem sie aktiv und beweglich wurden. Andere jammerten, fanden keine Ideen, sie ereilte der Ruin.

Kein Schicksal endet in dauerhafter Hilflosigkeit, wenn Sie sich der Situation stellen und nach Lösungen suchen. In schweren Zeiten wird die Seele Ihnen Kraft schenken – wenn Sie sich an sie wenden. Schon heute, rund eineinhalb Jahre nach dem Beginn der Pandemie, können wir besser mit der Situation umgehen, als wir uns das zuvor ausgemalt hatten. Wir haben den Alltag verändert, haben Routinen aufgebrochen. Es haben sich sogar Chancen ergeben: Da gibt es die Alleinerziehenden, die durch Homeschooling und Homeoffice eine kaum zu leistende Doppelbelastung stemmen. Sie hielten durch, erhöhten ihre Leistungsfähigkeit, spürten ihre Resilienz. Und für einige mit kleinen Kindern tat sich die unerwartete Möglichkeit auf, sich mit Arbeitgeberunterstützung ein Büro zu Hause einzurichten. Was vorher nicht spruchreif war, konnte Realität werden: Familie und Beruf unter einem Dach zu belassen. Oder Familien, die sich vorher im Alltag kaum mehr am Tisch zusammenfanden, haben plötzlich wieder Zeit, Gespräche zu führen und sich mit gegenseitigem Verständnis näherzukommen. Bücher werden geschrieben, Bilder gemalt, Freundschaften neu wertgeschätzt. Infektionskrankheiten wie Influenza sind zurückgegangen. Das Klima ist etwas mehr in die Balance geraten. Und Sie? Sie haben mehr Zeit. Fahrtstrecken fallen weg, Meetings verkürzen sich, Treffen werden verschoben, das Fitnessstudio bleibt geschlossen. Es werden plötzlich Räume frei, um zu reflektieren, um Ziele zu hinterfragen und auch Träume. Krisen können Sie animieren, endlich mal wieder über Ihr Glück nachzudenken.

Das alles stellt die furchtbaren Folgen der Krankheit nicht in Abrede, aber es zeigt: Der bewusste Umgang mit einer Krise kann persönliche Klarheit bringen. Ich halte wenig davon, sich ausschließlich auf das Leid zu fokussieren. Das ist da und muss erkannt werden. Das ist unsere Pflicht als gebildete, aufgeschlossene und verantwortungsvolle Bürger. Aber wir sollten nie im Leid versinken, sondern uns einen Rückzugsort in der Seele offen halten und so das innere Gespräch suchen. An diesem Seelenort darf es keine Denkverbote geben. Diesen Ort in uns hat niemand zu bewerten, niemand einzuengen, niemand außer uns darf ihn betreten. Und wer ihn einmal gefunden hat und ihn wertschätzt, wird besser mit Widerständen umgehen können.

Psychologen haben diesem Widerstand gegen äußere negative Einflüsse den Namen Resilienz gegeben. Und wenn wir dieses Wort in seine Einzelheiten zerlegen – es stammt aus dem Lateinischen und bedeutet Abperlen –, dann erkenne ich darin auch eine besondere Art der Selbstbestimmtheit:

1. Wie Sie Dinge bewerten, entscheiden Sie.
2. Was für Sie Glück ist, liegt ausschließlich in Ihnen.

Sie sind stark genug, sich selbst Sicherheit zu geben, Herausforderungen anzunehmen und die Farbe Ihres Glücks selbst zu bestimmen. Diesen unerschütterlichen Glauben an die guten Tage im Leben will ich im Folgenden aktivieren, denn wir verlieren diesen Glauben als Erwachsene. Als Kinder ging uns ein Lied vom Glück leicht über die Lippen. Später haben wir aufgehört, davon zu singen.

Erinnern Sie sich an den Satz, den die Kinderbuchautorin Astrid Lindgren Pippi Langstrumpf sagen ließ: »Sei wild und frech und wunderbar.« Das ist Resilienz in einer nett umschriebenen Art.

Und sollten Sie jetzt einwenden, Sie hätten diese Kraft und diese Freude nicht in den Genen, dann darf ich Ihnen anderes versichern. Zwar scheint es genetische Einflüsse auf die Resilienz zu geben, deren Bedeutung wir noch nicht gänzlich verstehen. Fest steht jedoch: Unsere Gene bestimmen selten unser Schicksal. In der Regel ist deren Aktivität umweltabhängig, also durch Sie beeinflussbar! Wie immer Sie genetisch ausgestattet sein mögen, Ihre Widerstandskraft können Sie trainieren. Konkret: Sie können schwere Zeiten gesund überstehen, können sich den Sinn für das Positive bewahren.

Wenn Sie sich Ihrer Seele zuwenden, um dort Antworten zu finden, bleiben Sie empfänglich für **Lösungsideen.** Sie nehmen sich in einer Pureness wahr, die keiner Ablenkung durch Alkohol, Sex, Party oder Nervenkitzel bedarf. Das kann sich fremd anfühlen. Die erste Begegnung mit Ihrer Seele nach langer Zeit kann wie ein fragiler Moment sein, aufwühlend und überraschend zugleich. Bleiben Sie. Halten Sie die Situation aus. Und fragen Sie sich erneut, was Sie glücklich macht, egal wie schwierig die Umstände gerade sind.

Ich weiß, diese Frage verlangt Ihnen viel ab. Und das Außen ruft. Die Aufgaben zerren an Ihnen. Die Routine will erledigt werden. Schieben Sie all das zur Seite und bleiben Sie in Tuchfühlung mit Ihrer Seele, um endlich Klarheit über Ihr Glück zu finden.

In der Therapie sind diese Augenblicke der tiefen inneren Zuwendung wie Magie. Mit der Ahnung vom eigenen Glück verändert sich die Ausstrahlung. Keine Mode, keine Frisur, kein Lifting beim Schönheitschirurgen kann das erreichen. Nur Sie selbst können dieses Licht in der Seele anknipsen. Dann ist es egal, ob sich drei oder zehn Falten über die Wangen ziehen, ob die Haare graue Ansätze haben. Alles kann schön werden, wenn Sie diese Strahlkraft der Seele in sich entdecken. Mich erinnert die Wirkung an einen Stein, den ein Kind vom Ufer aus ins Wasser wirft. Der Stein taucht ein, lässt Wassertropfen spritzen und hinterlässt Kreise, die größer werden, sich dehnen, bis sie die gesamte Wasserfläche mit einem Muster überziehen. Eine einzige Begegnung mit Ihrer Seele kann eine solche Weite erreichen. Die anderen werden es bemerken, werden Sie fragen, was Ihr Geheimnis sei. Dann wäre es schön, würden Sie davon erzählen, würde es Ihnen ein Bedürfnis sein, dass die Menschen in Ihrem Umfeld ebenso ihr Glück definieren.

Das Glücklichsein trainieren

Ich vermute, Sie möchten nun mit dem Glückstraining starten. Tun Sie es. Gerne sofort. Anfangs werden Sie die groben Linien skizzieren, wie ein Künstler, der übt, noch auf der Suche nach dem eigenen Stil. Bald werden Sie sicherer in der Linienführung, werden mutiger in der Farbgebung. Sie finden Gefallen an Ihrem Eigensinn. Sie trauen sich zu, dieses Glück auf jeden Lebensbereich auszudehnen, auf die Gesundheit, die Karriere, die Liebe und die Spiritualität. Das Gefühl für Ihre Art zu leben nimmt Konturen an. Sie werden energieraubende Menschen meiden, fettes ungesundes Essen nicht mehr zu sich nehmen. Sie werden nicht mehr bereit sein, sich den Zielen anderer zu unterwerfen oder durch die Tage zu hetzen, sodass Sie am Abend nicht mehr wissen, wo Ihre Zeit geblieben ist. Sie werden bewusster, einfühlsamer mit sich selbst. Sehr langsam blüht in Ihnen wieder auf, was Sie vergessen hatten. Es sind die folgenden Emotionen, die in der Summe Ihr Bild vom Glück ergeben:

Dankbarkeit
Wofür sind Sie dankbar? Was wertschätzen Sie? Wen lieben Sie? Was würden Sie unter allen Umständen schützen und verteidigen? Schreiben Sie es auf:

____

____

____

____

____

Selbstrespekt

Sie fördern einen wertschätzenden Umgang mit sich selbst. Sie sorgen für sich, indem Sie sich gesund ernähren, Sport treiben, Gesundheitsvorsorge leisten. Sie meiden Stress, wo nötig, sagen Nein, wo angebracht. Ehrlichkeit sich selbst und anderen gegenüber ist Ihnen ein Anliegen. In welchem Bereich möchten Sie Ihren Selbstrespekt vervollkommnen?

___

___

___

___

Körperhaltung

Eine gute Körperhaltung strahlt Selbstbestimmtheit aus. Sie suggeriert anderen, dass Sie wissen, was Sie wollen. Zudem nutzen Sie die Wirkung des Embodiments:[26] Eine gute Haltung und Beweglichkeit erzeugt Respekt und Selbstrespekt und damit positive Gedanken. Daraus wiederum entsteht ein Optimum an Leistungsfähigkeit. All das setzt die Pflege des Körpers, das Trainieren von Kraft und Beweglichkeit, genügend Schlaf und eine gesunde Ernährung voraus. Was tun Sie täglich, um an Ihrer guten Körperhaltung zu arbeiten?

___

___

___

Sinn erkennen

Keine Erfahrung ist umsonst, auch die schlechte nicht. Wichtig bleibt, dass Sie nicht verzagen, nicht zynisch werden, wenn das Schicksal es gerade nicht gut mit Ihnen meint. Suchen Sie den Sinn in schlechten Erfahrungen, im Scheitern, in Krisen, und verändern Sie, was zu verändern ist. Wann ist Ihnen das zuletzt gelungen?

Stärken stärken

Sie sind ausgestattet mit Talenten, wie wunderbar. Nehmen Sie diese an. Was Ihnen leicht von der Hand geht, das lohnt sich zu perfektionieren, da ist Ihr Talent. Was macht Ihnen besonders Freude und strengt Sie nicht an?

Sich Trost geben

Es kann richtig miese Tage geben. Niemand kann die aus dem Kalender streichen, es gibt sie, und sie müssen durchlebt werden. Daran sollten Sie nicht verzweifeln. Heulen Sie eine Runde, rücken Sie sich die Krone wieder gerade, und sagen Sie sich, dass es in Ihnen diese kleine Insel der Sicherheit gibt. Sie sind fähig, sich dort Trost und Geborgenheit zu suchen. Wann ist Ihnen das zuletzt gelungen?

____

____

____

____

Fehler verzeihen

Sie dürfen Fehler machen und Sie sollten auch anderen Menschen Fehler zugestehen. Solch eine Offenheit, Fehler zu verzeihen, kann Druck aus dem Alltag nehmen. Sie kann befreiend wirken. Es ist nicht leicht zu verzeihen, aber es wiegt noch schwerer, diese Last des Frustes mit sich zu schleppen. Welchen Fehler möchten Sie sich, Ihren Liebsten oder Kollegen nun verzeihen?

____

____

____

Beitrag für die Welt leisten

Engagement für eine sinnvolle Sache schenkt Ihnen ein gutes Gefühl. Es weitet zudem den Blick über die eigenen Bedürfnisse hinaus. Wir sind soziale Wesen, streben nach Liebe und Anerkennung. Diese in einer sinnvollen Tätigkeit zu finden, das ist ein Faktor von Glück.

Wofür möchten Sie sich engagieren? Was liegt Ihnen am Herzen?

___

___

___

___

Selbstliebe üben

Wer sich selbst wertschätzt, zufrieden ist mit seinem Leben, der wird seine Liebe auch anderen Menschen geben können und wird gute Gefühle teilen können. Was wertschätzen Sie an sich selbst?

___

___

___

___

Sich über das Glück der anderen freuen

Wer glücklich ist, kennt keinen Neid und lässt sich von Gier nicht antreiben. Glückliche Menschen gönnen anderen Erfolg und tragen dazu bei, dass auch das Leben der anderen gut verläuft. Glück vervielfältigt sich, wenn Sie es teilen. Welche Unterstützung bieten Sie anderen Menschen, wo sind Sie karitativ tätig?

____

____

____

____

VERTRAG MIT SICH SELBST:
ICH STÄRKE TÄGLICH MEINE SEELE

Nehmen Sie Ihr Notizbuch und schreiben Sie auf die letzte Seite folgendes Statement:

Ich habe ein Recht darauf, glücklich zu sein.

Ich werde alles tun, um Glück in mein Leben zu ziehen.

Ich richte meine Aufmerksamkeit auf ein gelingendes Leben. Dazu folge ich meinem Fixstern. Der lautet:

____

____

____

Jeden Morgen stelle ich mir meinen Fixstern vor.

Ich bewege mich in Gedanken darauf zu. Ich weiß: Ich werde mein Ziel erreichen.

Glück ist für mich ein Motiv mit Konturen. Ich weiß, wie es riecht, schmeckt, wie es aussieht, sich anfühlt. All das habe ich in meiner Seele gespeichert.

Was immer passiert im Außen, es gibt einen Ort in meiner Seele, an dem ich Schutz und Sicherheit finde. Diesen Ort pflege ich durch Ernährung, Bewegung und schöne Gedanken.

Ich bin es wert, dass mein Leben sich gut anfühlt, dass ich Liebe, Wertschätzung und Verzeihung erfahre.

Auch ich schätze die Menschen, die mich auf meinem Weg begleiten dürfen, auch ich bin bereit, ihnen Unterstützung zu bieten.

Jeden Morgen werde ich fünf Minuten in meine Dankbarkeit hineinatmen.

Jeden Abend beende ich den Tag in dem Bewusstsein, dass der nächste Tag gut wird.

Ich nehme an, was ist.

Ich verändere, was mich stört.

Ich arbeite an meinem Glück mit Disziplin und Freude.

Ort, Datum ______________________________

Unterschrift ______________________________

Schlusswort: Ein Stück vom Himmel jeden Tag

Wenn ich ein Abschlussgespräch mit meinen Patienten führe, so formuliere ich gelegentlich einen Wunsch für sie. Bis zu diesem Zeitpunkt haben wir Stunden gemeinsam verbracht, haben die Vergangenheit sortiert, die Gegenwart angenommen, die Zukunft entworfen. Dann kommt der Abschied. Ich übergebe diesen Wunsch. Er ist mein Geschenk. Es soll Freude machen, ihn entgegenzunehmen, auszuwickeln und im besten Falle darüber zu staunen. Wünsche, persönlich überreicht und mit Wertschätzung versehen, können magisch sein.

Auch Sie und ich nehmen nun Abschied. Wir hatten uns mit diesem Buch auf den Weg gemacht, sind nun auf der letzten Seite angekommen. Wir drehen uns noch einmal um, denken an den Anfang, an die Beweggründe, die Sie zu meinem Buch brachten.

Vermutlich waren Sie in Ihrem bisherigen Leben nicht sehr unzufrieden. Sie sagten sich, »*eigentlich* müsste ich doch glücklich sein«. Über das *eigentlich* in diesem Satz sind Sie gestolpert, und Sie fingen an, sich Fragen zu stellen wie »Was will ich wirklich erreichen?«, »Wie kann ich zufrieden und glücklich werden?« Damit haben Sie schon den ersten wichtigen Schritt getan: Sie haben sich auf die Suche begeben. Und auf der Suche nach Antworten ist Ihnen dieses Buch in die Hand gefallen, vielleicht hat der Titel Sie neugierig gemacht. Willkommen in der Welt für seelische Gesundheit. Das klang wie ein Versprechen. Und während Sie in dem Buch blätterten, es zur Lektüre machten, kam Ihnen die Idee, dass dieses Ankommen eine lebenslange Aufgabe sei. Ein immerwährendes Gehen auf der Zeitstrecke im Leben. Diese Entdeckung ist ganz wunderbar. Sie hält

Sie fit und zuversichtlich, sie zeigt Ihnen: Wir können das Stolpern nicht ganz verhindern, aber das harte Fallen können wir vermeiden. Wir können sogar dieser Strecke mehr Lichtpunkte als dunkle Flecken geben, das liegt in unserer Hand. Davon handelte mein Buch.

Und nun zu meinem Wunsch für Sie, denn auch das Umblättern der letzten Seite ist wie ein Abschied: Ich wünsche Ihnen von Herzen, dass Sie den Weg, Ihren Weg, finden und nicht innehalten, bis Sie dort ankommen, wo Ihr Fixstern leuchtet. Ich wünsche Ihnen Mut und Disziplin und innere Klarheit dazu. Ich wünsche Ihnen, dass Sie finden, was Sie besonders, unverwechselbar, in einer unbeschreiblichen Weise lebendig macht. Und ich wünsche Ihnen viele kleine und große Momente, in denen Sie spüren, wie schön das Leben sein kann.

Dank

Auch wenn mein Name auf dem Cover steht, steckt hinter diesem Buch die Arbeit von vielen Menschen. Mit ihnen gemeinsam durfte ich mich weiterentwickeln, durfte ihre Begleitung annehmen, Gespräche führen und zu Einsichten gelangen.

Forscher auf der ganzen Welt widmen sich Tag für Tag der Frage, was uns zu einem gesunden Leben verhilft. Sie alle widmen ihre Zeit der Frage: Wie können körperliche und seelische Erkrankungen vermieden werden? Ohne diese immense Arbeit wäre mein Buch ohne Inhalt geblieben. Zum Buch beigetragen haben ebenso meine Patienten. Sie trugen mit ihren Fragen, Anliegen und Lebensgeschichten einen reichen Schatz zusammen, aus dem ich lernen durfte. Danke.

Die Idee, ein Buch zu schreiben, kam von einer Patientin, deren Geschichte mich berührte, deren Namen ich hier nicht erwähnen kann. Sie setzte den Impuls zum Schreiben. Danke.

Auf einem Umweg fand ich zu Gabriele Borgmann. Ihr erzählte ich von der Buchidee. Sie verstand sofort die Bedeutung des Buches. Mit ihrer Professionalität gelang es ihr, aus der Idee ein Konzept zu entwickeln und den Verlag zu gewinnen. In der weiteren Zusammenarbeit schätzte ich ihr Einfühlungsvermögen für das sensible Thema der Seele und ihre wertvollen Impulse. Ihr verdanke ich die äußerst gekonnte textliche Umsetzung.

Aus dem Konzept wäre kein Buch geworden, wenn nicht die Verlagsgruppe Penguin Random House beziehungsweise der Ariston Verlag mit seinen hervorragenden Mitarbeitern, allen voran Michaela Ruis, an das Buch geglaubt hätte. Dem Verlag verdanke ich auch die äußerst gelungene Gestaltung und Umsetzung. Danke für Begleitung und Vertrauen.

Mein Dank geht an Milka Loff Fernandes. Sie sagte spontan zu, das Grußwort zu schreiben.

Schlussendlich möchte ich mich bei all denjenigen bedanken, die immer wieder Geduld zeigten, wenn ich wieder einmal zu lange arbeitete, anstatt ihnen die Zeit und Aufmerksamkeit und »Quality Time« zu widmen, die ihnen zugestanden hätten. Allen voran gilt deshalb ein dickes Dankeschön meinen wundervollen Kindern und meiner geliebten Frau.

Anhang: Gesund leben

Nach wissenschaftlichen Erkenntnissen fördern Ernährung, Bewegung und Meditation Ihre seelische Gesundheit. Nachfolgend meine Tipps, um diesen Dreiklang in Ihrem Alltag zu etablieren. Bereits diese Aspekte werden zu Ihrer körperlichen und seelischen Gesundheit beitragen. Durch Vorsorge minimieren Sie das Risiko, Ihre Gesundheit zu verlieren.

Ernährung

Entscheiden Sie sich für mediterranes Essen. Hier die Kriterien für Ihren Ernährungsplan:

- Viel Gemüse, vorzugsweise acht Mal am Tag (in Griechenland essen die Menschen durchschnittlich 815 Gramm täglich, in Deutschland nur 258 Gramm)
- Wenig rotes Fleisch
- Zwei Mal wöchentlich Fisch/Meeresfrüchte
- Mehrmals wöchentlich Hülsenfrüchte, also pflanzliches Eiweiß
- Wenig Milchfett oder einfache Fette, stattdessen viel natives Olivenöl und Nüsse
- Eine Zufuhr von 55 Prozent komplexer Kohlenhydrate ist optimal.
- Die Formel für Ihre Eiweißzufuhr lautet: 0,8 bis 1 Gramm pro Kilogramm Körpergewicht.
  (Sportler benötigen eventuell mehr; hier kann ein Ernährungsberater den Bedarf ermitteln.)

- Verzichten Sie generell auf vorgefertigte, industriell verarbeitete und prozessierte Nahrungsmittel. Entscheiden Sie sich für unbehandelte, naturbelassene, wenig verarbeitete, vollwertige Produkte.
- Verzichten Sie auf prozessierte Fleisch- und Wurstwaren.
- Bedenken Sie: Angemessene, niedrige Kalorienzufuhr reduziert das Bauchfett.
- Nehmen Sie nicht mehr als 20 Gramm Industriezucker am Tag zu sich. Beachten Sie dabei auch den Zuckergehalt von Getränken. (Der Verzehr von Zucker liegt in Deutschland bei rund 100 Gramm pro Tag. Das ist zu viel und zu ungesund.)
- Ernähren Sie sich kochsalzarm, das heißt: weniger als 5 Gramm täglich.
- Achten Sie immer auf ballaststoff- und pflanzenreiche Kost.

Bewegung

Sport hält Sie fit, kräftigt Muskeln, fördert Durchblutung und Sauerstoffzufuhr und sorgt für die Stärkung Ihrer Vitalfelder.

- Treiben Sie regelmäßig Sport, mindestens drei Mal in der Woche.
- Trainieren Sie Ihre Ausdauer.
- Achten Sie auf den Wechsel zwischen Kraftsport und Koordination.
- Gönnen Sie sich Ruhetage zwischen den sportlichen Einheiten.
- Setzen Sie zwischendurch Kälte-/Wärme-Reize nach der Kneipp-Methode wie Wechselduschen oder Wassertreten in warmem und kaltem Wasser.

Achtsamkeitsübungen

Die folgenden drei Meditationen für Anfänger und Fortgeschrittene bringen Körper und Seele in die Balance.

ÜBUNG: SITZMEDITATION AM MORGEN

Bitte suchen Sie sich eine aufrechte und bequeme Sitzposition. Wenn Ihnen das aufrechte Sitzen schwerfällt, dann lehnen Sie sich nach vorne, stützen die Ellenbogen auf die Knie und lassen den Kopf hängen (Kutscherhaltung).
Wenn Sie mögen, schließen Sie die Augen. Atmen Sie mehrmals tief ein und aus und nehmen Sie wahr, wie sich Ihre Atmung verlangsamt. Sie werden ruhig. Vielleicht hören Sie noch einige Geräusche im Außen, die spielen keine Rolle mehr. Lenken Sie Ihre Konzentration auf Ihre Fußsohlen und spüren Sie den Boden unter Ihren Füßen.
Atmen Sie weiter ein und aus.
Langsam wandern Sie mit Ihrer Aufmerksamkeit die Beine entlang, spüren Ihre Waden, dann Ihre Oberschenkel. Sie merken den Druck des Sitzens an Ihrem Po. Ihr Bauch bewegt sich langsam im Rhythmus Ihres Atems. Er spannt sich unmerklich an, wenn Sie ausatmen, und entspannt sich, wenn die Luft in Sie hineinströmt. Ihr Brustkorb ist ganz ruhig, und vielleicht spüren Sie Ihr Herz gleichmäßig schlagen. Das gibt Ihnen Sicherheit und Entspannung.
Dann wandert Ihre Aufmerksamkeit die Arme entlang. Nach und nach spüren Sie Ihre Oberarme, Ihre Unterarme und Ihre Hände. Ihre Hände fühlen sich warm an. Ihre Aufmerksamkeit wandert zurück zu Ihren Schultern, die entspannt sind, ebenso wie Ihr Nacken. Sie spüren Ihren Kopf und Ihr Gesicht. Richten

Sie nun Ihre Aufmerksamkeit auf Ihre Nasenlöcher. Nehmen Sie wahr, wie die Luft langsam hinein- und wieder herausströmt. Immer wieder mag Ihr Geist Ihnen einen Gedanken anbieten, den Sie wahrnehmen wie eine Wolke, die am Himmel vorüberzieht. Auch Gefühle, die sich einstellen, nehmen Sie wahr, wie sie sich verändern und an Bedeutung verlieren. Sie werden immer ruhiger. In dieser Ruhe bleiben Sie, solange Sie mögen. Sobald Sie wieder ins Hier und Jetzt zurückkehren wollen, öffnen Sie die Augen, falls Sie diese geschlossen hatten, spannen kurz Ihre Muskeln an, recken sich und gehen mit klarem Geist in Ihren Tag.

ÜBUNG: MEDITATION IM STEHEN

Platzieren Sie Ihre Füße etwa schulterbreit, der zweite Zeh zeigt nach vorne. Ihr Gewicht befindet sich zu zwei Dritteln auf Ihren Fersen. Stellen Sie sich aufrecht hin und verschränken Sie Ihre Arme hinter dem Rücken, indem Sie jeweils den Unterarm fassen. An Ihrem Scheitelpunkt ist ein unsichtbarer Faden befestigt, der Sie nach oben zieht. Der untere Rücken ist gerade, die Knie leicht gebeugt.

Wiederum schließen Sie die Augen, wenn Sie mögen. Und atmen mehrfach tief ein und aus. Sie merken, wie Sie mit jedem Ausatmen ruhiger werden. Langsam lenken Sie Ihre Aufmerksamkeit zu den Füßen und bemerken, wie Ihre Füße den Fußboden berühren. Sie fühlen sich tief verwurzelt in der Erde.

Ihr Stand fühlt sich sicher an. Langsam wandert Ihre Aufmerksamkeit die Beine hoch, und Sie merken erstaunt, dass die Waden locker sind, ebenso die Oberschenkel. Ihr Bauch spannt sich leicht und unmerklich an, wenn Sie ausatmen. Er entspannt sich, wenn die Luft in Sie hineinströmt. Auch Ihre Brust ist ganz entspannt. Mit jedem Atemzug fühlen Sie sich ein klein wenig von dem unsichtbaren Faden mehr nach oben gezogen, Sie werden immer gerader und aufrechter. Dabei entspannen sich die Schultern und der Nacken. Sie bemerken Gedanken, die Ihr Geist Ihnen anbietet, und beobachten diese wie vorüberziehende Wolken. Auch nehmen Sie wahr, wie Ihre Gefühle sich wandeln. Bleiben Sie in der Ruhe, solange Sie mögen. Wenn Sie wieder ins Hier und Jetzt zurückkehren wollen, öffnen Sie die Augen, spannen Ihre Arme und Beine zunächst an, dann schütteln Sie alles aus, auch Ihren Rumpf. Ihre innere Ruhe wird Sie über den Tag oder Abend begleiten.

ÜBUNG: MEDITATION IM GEHEN

Für die Meditation im Gehen bietet sich ein Platz in der Natur an. Beginnen Sie zunächst mit der Meditation im Stehen. Wenn Sie ganz ruhig geworden sind, lenken Sie Ihre Aufmerksamkeit auf die Geräusche der Natur. Sie nehmen wahr, wie sich diese Geräusche verändern. Auch spüren Sie auf Ihrer Haut, was die Natur Ihnen bietet, wie das Streichen des leichten Windes. Nun lenken Sie Ihre Aufmerksamkeit auf die Gerüche der Natur. All dies beobachten Sie in Ruhe und Gelassenheit. Wenn Sie dies genügend beobachtet haben, öffnen Sie Ihre Augen, falls diese geschlossen waren, und nehmen die Formen und Farben der Natur wahr. Anschließend gehen Sie langsamen und angemessenen Schrittes in Ruhe und Gelassenheit Ihren Weg. Sie beobachten, wie sich Ihre Sinneseindrücke verändern. Gehen Sie, solange Sie mögen. Sobald Sie wieder ins Hier und Jetzt zurückkehren wollen, recken Sie sich, schütteln wieder Arme, Rumpf und Beine. Die innere Ruhe und Gelassenheit wird Sie weiter begleiten.

Vorsorge

Planen Sie Ihre Gesundheitsvorsorge als wichtige Termine, dazu zählen:

- Impfungen und Auffrischimpfungen.
- Klären Sie mit Ihrem Hausarzt Risikofaktoren ab.
- Nehmen Sie zum Beispiel die Möglichkeiten zur Krebsvorsorge wahr.
  Dazu zählen für Frauen gynäkologische Untersuchungen. Ab dem Alter von 50 Jahren gehen Sie regelmäßig zur Darmspiegelung, um Krebs zu vermeiden beziehungsweise Anzeichen früh zu erkennen.
- Lassen Sie körperliche Erkrankungen medizinisch behandeln und kurieren Sie diese aus.

Achten Sie auf Ihren Schlaf

- Sechs bis neun Stunden Schlaf stellen ein normales Pensum dar – mehr ist schlecht, weniger auch.
- Schlafunterbrechungen sollten Sie nicht beunruhigen. Sie sind normal, wenn sie nicht zu oft auftreten und zu lange andauern.
- Beachten Sie Ihren eigenen Rhythmus und Chronotypus.

- Trinken Sie nach dem Abendessen keine koffeinhaltigen Getränke (Kaffee, Schwarztee, Cola). Koffein hat eine stimulierende Wirkung und kann den Schlaf beeinträchtigen.
- Vermeiden Sie Alkohol! Alkohol sollten Sie keinesfalls als Schlafmittel einsetzen. Er kann das Einschlafen zwar beschleunigen, behindert aber den Tief- und REM-Schlaf. Dies gilt auch für viele – teils frei verkäufliche – Schlafmedikamente.
- Verzichten Sie auf Appetitzügler! Diese können das Nervensystem stimulieren und somit den Schlaf stören.
- Bitte keine schweren Mahlzeiten am Abend.
- Drosseln Sie auch die geistige Anstrengung vor dem Zubettgehen.
- Achten Sie auf Sauberkeit, Bequemlichkeit, Dunkelheit, Ruhe und gute Lüftung im Schlafzimmer.
- Nutzen Sie einen herkömmlichen Wecker, keine Smartphones oder Smartwatches.
- Gehen Sie erst zu Bett, wenn Sie müde sind, und freuen Sie sich dann auf den Schlaf, die Träume und die Bilder des Unterbewusstseins.

Was Sie sonst noch für die Stärkung Ihrer Seele tun können

Gesundes seelisches Leben erreichen Sie durch:

- Bewegung in der Natur
- Einfluss von Licht und Frischluft
- Pflege von Freundschaften
- eine gute Ehe
- Gemeinschaft und gute soziale Kontakte
- regelmäßige Lektüre (Lesen macht glücklich, reich und verlängert das Leben.)
- Beschäftigung mit Kunst und schöngeistigen Dingen

- geistige Anstrengung
- Ruhe und Entspannung nach Anspannung und Anstrengung

Vermeiden Sie Seelengifte wie:

- Rauchen
- Alkohol
- Drogen
- Umweltgifte
- Feinstaub
- übermäßige UV-Strahlung
- Lärm – insbesondere nachts
- übermäßigen Medienkonsum (Fernsehen, Smartphone, Computer, Spiele)

Über den Autor

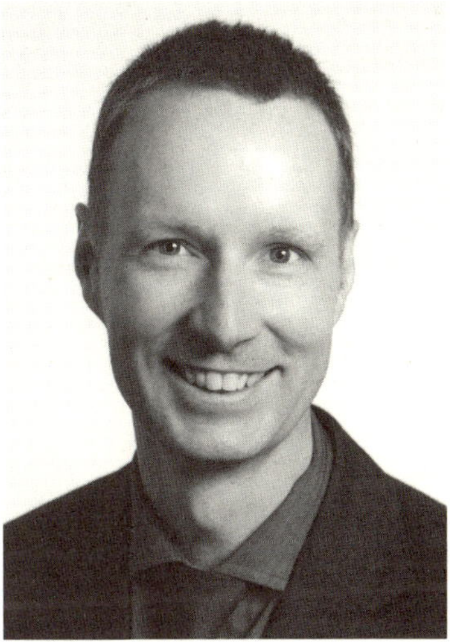

Copyright: Gerhard P. Müller

Dr. med. Harald Krauß absolvierte seine Studien in Aachen und Hannover. Er bildete sich zum Facharzt für Neurologie, Psychiatrie und Psychotherapie weiter. Er arbeitete an der Universitätsklinik in Bonn und als Oberarzt am Alexianer-Krankenhaus in Krefeld sowie am Christlichen Krankenhaus Quakenbrück.

Seit 2004 ist Harald Krauß als Chefarzt im Marien Hospital Dortmund in der Klinik für Psychiatrie und Psychotherapie tätig. Seine Schwerpunkte liegen in der Verhaltenstherapie, tiefenpsychologisch fundierten Therapie, der Psychopharmakotherapie, der Schlafmedizin sowie in der Testdiagnostik.

Harald Krauß ist als Vortragsredner u. a. zu den Themen Depression und Demenz gefragt und geschätzt. Über seine Arbeiten berichteten Medien wie der WDR oder die Ruhrnachrichten.

Er ist zudem als Gutachter und Supervisor tätig sowie Mitglied in verschiedenen Fachverbänden und Weiterbildungsinstitutionen.

Mit seinem Buch »Willkommen in der Welt für seelische Gesundheit« will er einem breiten Publikum seine Forschungen verständlich darlegen und zeigen, dass nur eine ganzheitliche Betrachtung zu einem gelingenden Leben beitragen kann, dass Eigenverantwortung den Schlüssel zum Glück darstellt.

Weitere Informationen unter: https://www.marien-hospital-dortmund.de/klinik-fuer-seelische-gesundheit.html und

https://dortmund-seelische-gesundheit.de/startseite

Endnoten

1 Bullmore, Edward: »Die entzündete Seele. Ein radikal neuer Ansatz zur Heilung von Depressionen«. München: Goldmann, 2018, S. 30.

2 https://www.kardiologie.org/herzinsuffizienz-entscheidet-psyche-ueber-leben-und-tod-/369968 (Abgerufen am 18.10.2020)

3 https://www.dgppn.de/presse/pressemitteilungen/pressemitteilungen-2017/themendienst-angststoerungen.html (Zugriff am 12.11.2020).

4 Alle Patientennamen in diesem Buch wurden selbstverständlich geändert.

5 Ende, Michael: »Jim Knopf und Lukas der Lokomotivführer«. 6. Neuausgabe. Stuttgart: Thienemann, 2004.

6 https://www.aerztezeitung.de/Wirtschaft/Corona-Pandemie-wirkt-sich-auf-mentale-Gesundheit-aus-413576.html (Abgerufen am 1.12.2020).

7 http://www.schattenblick.de/infopool/medizin/fakten/mz2fo996.html (Abgerufen am 13.12.2020).

8 https://www.drogenbeauftragte.de/presse/detail/haushaltsbeschluss-2021-bundestag-bewilligt-vier-millionen-euro-mehr-fuer-die-suchtpraevention/ (Abgerufen am 13.12.2020).

9 https://www.analyticaa.com/suchvolumentrends-der-neujahrsvorsaetze/ (Abgerufen am 15.12.2020).

10 »Unter kristalliner Intelligenz versteht man das Faktenwissen, das sich Menschen im Laufe ihres Lebens aneignen, etwa das Wissen über die Hauptstädte der Welt, der Wortschatz und Bildung im Allgemeinen.« Quelle: https://lexikon.stangl.eu/3974/kristalline-intelligenz (Abgerufen am 8.4.2021).

11 https://www.uni-potsdam.de/de/medieninformationen/detail/2020-04-15-gut-fuer-koerper-und-seele-internationale-studie-zu-sport-und-bewegung-in-zeiten-der-kri (Abgerufen am 13.4.2021)

12 Blackburn, Elizabeth; Epel, Elissa: »Die Entschlüsselung des Alterns. Der Telomer-Effekt«, S. 21, München: Mosaik, 2017.

13 Ebenda, S. 212.

14 https://science.sciencemag.org/content/326/5955/1005.abstract (Abgerufen am 13.1.2021).

15 »Melatonin ist dein natürliches Schlafhormon, das deinen Tag-Nacht-Rhythmus regelt und dafür verantwortlich ist, wie gut du einschlafen kannst. Die Produktion von Melatonin wird u. a. über das Auge gesteuert

und richtet sich nach dem Tageslicht: So setzt der Körper bei Einbruch der Dunkelheit vermehrt Melatonin frei, im Hellen hingegen wird die Produktion nahezu eingestellt. Melatonin ist damit ein wichtiger Bestandteil des sogenannten zirkadianen Rhythmus.« (https://www.brain-effect.com/magazin/schlafhormon-melatonin, abgerufen am 13.4.2021).

16 https://www.dak.de/dak/bundesthemen/muedes-deutschland-schlafstoerungen-steigen-deutlich-an-2108960.html#/ (Abgerufen am 12.1.2021).

17 http://www.schmidt-bernd.eu/veranstaltungen/glueck/das-Glueck-bei-aristoteles.pdf (Abgerufen am 18.3.2020).

18 Seligman, Martin: »Wie wir aufblühen. Die fünf Säulen des persönlichen Wohlbefindens«. 5. Auflage. München: Goldmann, 2015, S. 14 f.

19 https://de.statista.com/themen/1058/schoenheitsoperationen/#dossierSummary__chapter4 (Abgerufen am 22.3.2020).

20 https://web.archive.org/web/20131229163933/https://www.healthstudies.umn.edu/nunstudy/ (Abgerufen am 21.3.2020).

21 https://www.researchgate.net/publication/267393611_Do_People_Have_Insight_Into_Their_Abilities_A_Metasynthesis (Abgerufen am 9.2.2021).

22 Seligman, Martin E. P.: »Der Glücksfaktor. Warum Optimisten länger leben«. Köln: Bastei Lübbe, 2002, S. 222.

23 Sie finden diesen unter: https://www.authentichappiness.sas.upenn.edu/de/user/login?destination=node/929.

24 https://www.bertelsmann-stiftung.de/fileadmin/files/BSt/Publikationen/imported/booklet/BOOK_978-3-86793-605-7_1.pdf (Zugriff 10.2.2021)

25 https://www.pronovabkk.de/media/downloads/presse_studien/studie_bgm_2018/pronovaBKK_BGM_Studie2018.pdf (Abgerufen am 23.2.2020).

26 »Mit dem Zusammenspiel von Körper, Psyche und Umwelt beschäftigen sich Wissenschaftler unter dem Begriff »Embodiment« (dt.: Verkörperung, Inkarnation). Sie gehen davon aus, dass alles, was wir erleben oder erfahren, neben der Speicherung im Großhirn auch in unserem gesamten Körper, bzw. in den Zellen, gespeichert wird. In diesem Kontext wird von somatischen Markern gesprochen. Somatische Marker können beispielsweise Muskelspannungen, Gelenkstellungen oder auch Emotionen sein, die mit bestimmten Haltungen verbunden werden.
Unsere Erfahrungen und Gedanken beeinflussen also unseren Körper. Dieses Phänomen ist gerade bei depressiven Menschen sehr gut zu betrachten, da diese oft eine enge, zusammengezogene Körperhaltung einnehmen.« (https://www.aok.de/bw-gesundnah/psyche-und-seele/embodiment-was-ist-das, abgerufen am 13.4.2021).